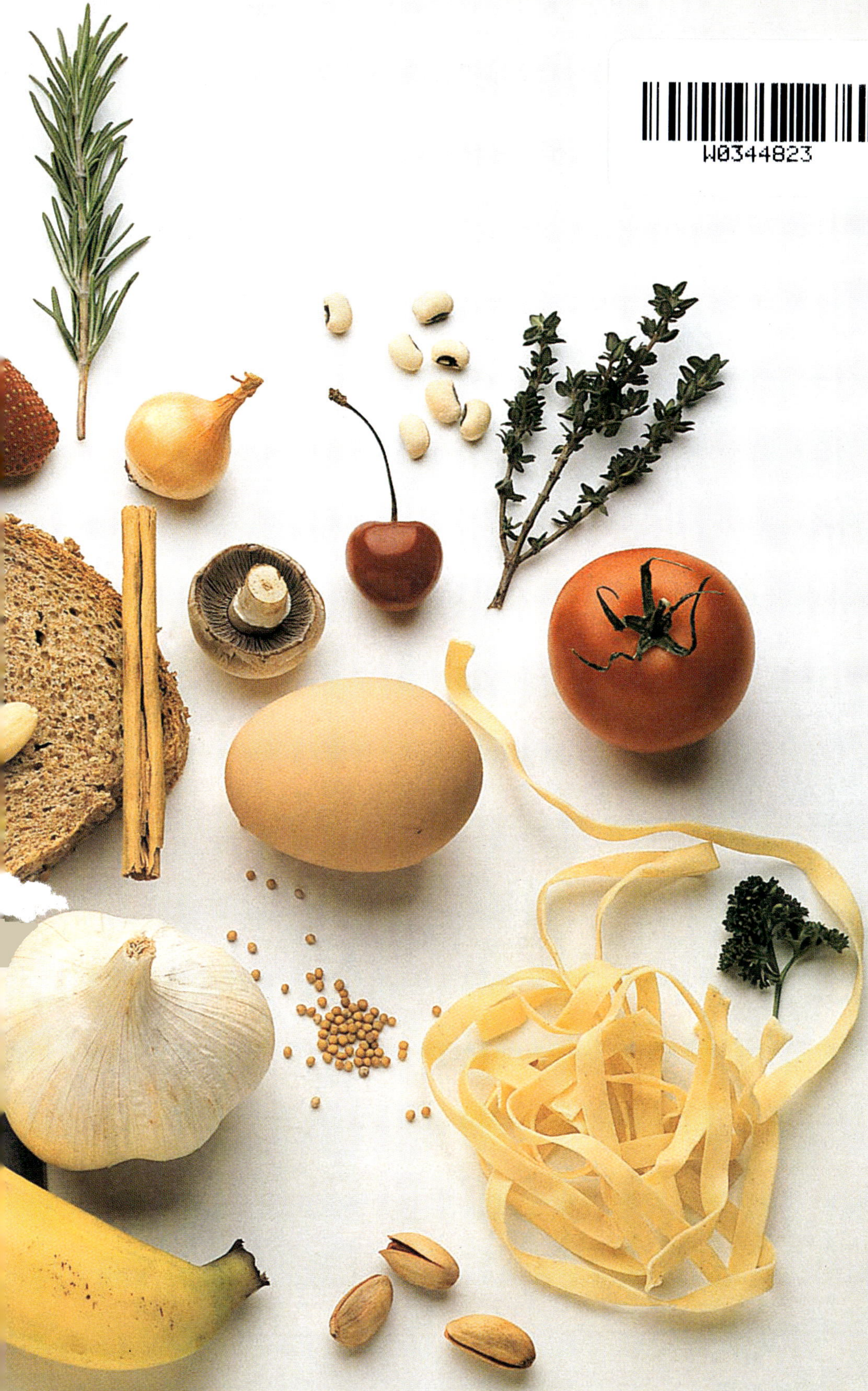

ISBN 3-7088-0020-6

Autoren: Dr. Irene Kührer
Elisabeth Fischer

Fotos: Peter Bárci; Kneipp-Verlag GmbH

Layout, Fotosatz, technische Bearbeitung: Kneipp-Verlag, WOW!-Werbe Office Wilbold

Druck: Theiss GmbH, A-9431 St. Stefan

1. Auflage

Leoben, Oktober 2004

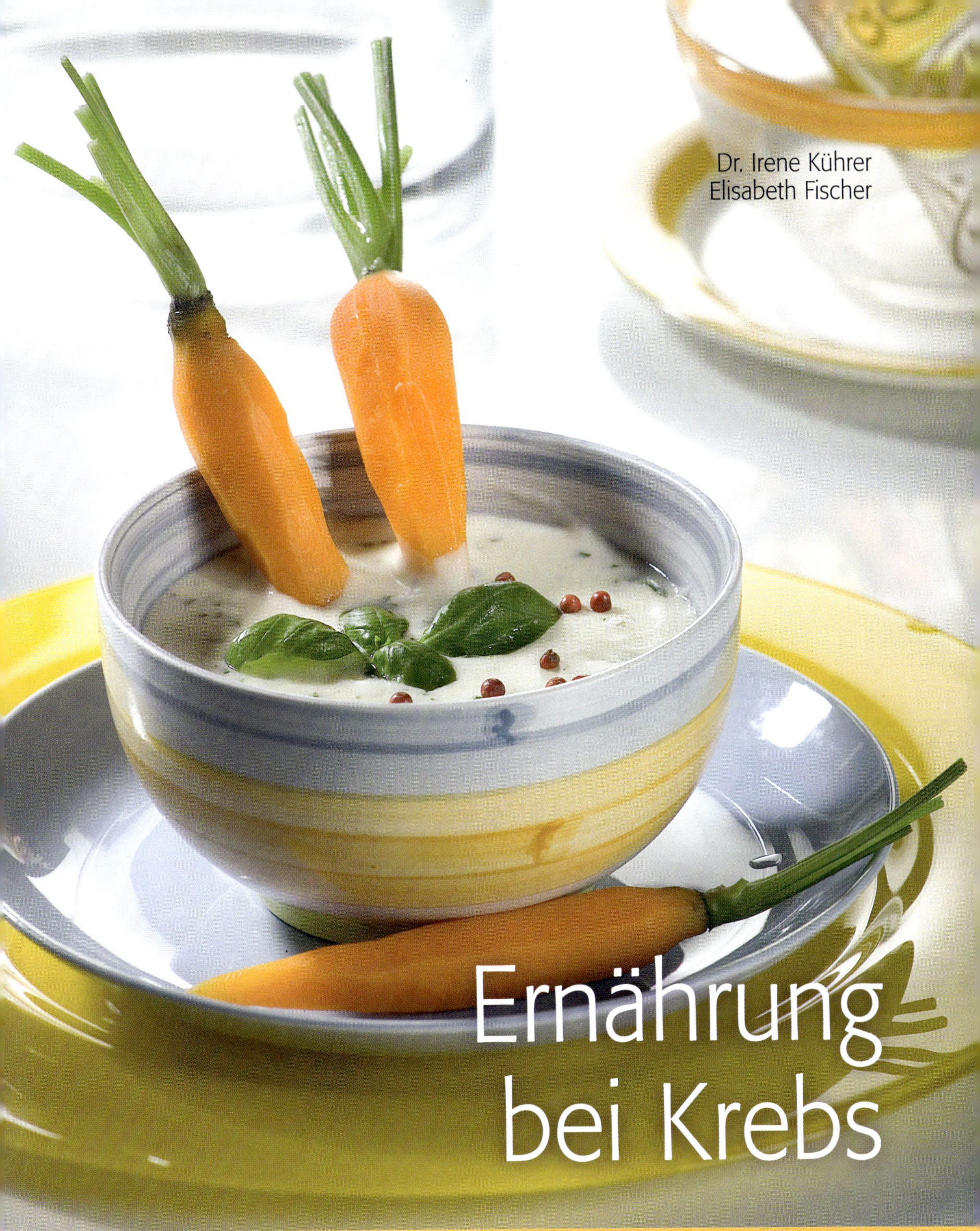

Dr. Irene Kührer
Elisabeth Fischer

Ernährung bei Krebs

Gesund essen während der Krebstherapie

Inhalt

Vorwort

Die moderne Krebstherapie stützt sich auf die 3 wesentlichen Säulen der operativen, medikamentösen und strahlentherapeutischen Behandlung. Trotz wesentlicher Verbesserungen in der Wirksamkeit, der Verträglichkeit und der Dosierung einer individuell angepassten Therapie bestehen immer noch Nebenwirkungen, die vor allem die Lebensqualität der betroffenen Patientinnen und Patienten wesentlich negativ beeinflussen können.

Im vorliegenden Buch haben uns die Autorinnen in sehr anschaulicher und praxisnaher Weise hervorragende Tipps gegeben, wie betroffene Menschen durch eine gezielte Ernährung manch unangenehme Nebenerscheinung der Therapie oder auch der Erkrankung positiv beeinflussen können. Ernährung ist für uns alle nicht nur ein wesentlicher Bestandteil für ein gesundes Leben, sondern auch ein genussvolles Erleben des Alltages.

So soll die Ernährung auch, in besonderem Maße für Krebskranke, einen wichtigen Beitrag sowohl für die Gesundwerdung als auch für die Aufrechterhaltung einer möglichst guten Lebensqualität dienen.

Als Präsident der Österreichischen Krebshilfe begrüße ich diese wichtige Initiative besonders, da wir bereits seit vielen Jahren in zahlreichen Broschüren und Vorträgen auf die Bedeutung einer gesunden, auf die Probleme und Beschwerden angepassten Ernährung hingewiesen haben. Dieses Buch ist dafür ein wesentlicher Beitrag und ich wünsche allen Leserinnen und Lesern gutes Gelinge bei der Umsetzung und auch einen guten Appetit!

Univ. Prof. Dr. Paul Sevelda

Präsident der Österreichischen Krebshilfe

Ärztlicher Rat und Hilfe für den Alltag

Hier kann das richtige Essen helfen

Lassen Sie sich von Ihrem Körpergefühl leiten, gönnen Sie sich Ruhe, wenn Sie müde sind.

Nach der Diagnose Krebs sind häufig Therapiemaßnahmen wie Operationen, Chemo- oder Strahlentherapie notwendig. Die Behandlung richtet sich nach der Art der Erkrankung. Ihr Arzt wird mit Ihnen einen individuellen Therapieplan erstellen. Er wird Sie auch über mögliche vorübergehende Nebenwirkungen der Behandlung informieren.

In den letzten Jahren wurde zudem eine Reihe von Medikamenten entwickelt, die die Verträglichkeit der Krebsbehandlung verbessern.

Bleiben Sie in engem Kontakt mit dem Arzt Ihres Vertrauens, berichten Sie ihm über alle Begleiterscheinungen und Nebenwirkungen. So kann die Therapie ständig Ihren persönlichen Bedürfnissen entsprechend geändert und angepasst werden.

Trotz der Verschiedenheit der Behandlungsformen gibt es doch gemeinsame Begleiterscheinungen und Nebenwirkungen, die durch eine geänderte Ernährung positiv beeinflusst werden. Auf den folgenden Seiten finden Sie eine kurze Beschreibung dieser Nebenwirkungen, mögliche Ursachen, dazu Ratschläge und Tipps, wie Sie durch eine Änderung des Speiseplans diese Beschwerden besser bewältigen können. Im Rezeptteil erhalten Sie dazu besondere Hinweise.

Appetitlosigkeit, Übelkeit, Erbrechen

Gefürchtete Nebenwirkungen der Chemotherapie waren früher Übelkeit und Erbrechen. Heute werden gleich zu Beginn der Infusionsbehandlung wirkungsvolle Medikamente eingesetzt, die diese therapiebedingten Begleiterscheinungen fast vollständig verhindern können. Mit der Einführung dieser Medikamente hat die Chemotherapie viel von ihrem Schrecken verloren. Warten Sie also während der Chemotherapie-Infusion nicht auf Zeichen von Übelkeit. Haben Sie keine Angst, begegnen Sie der Therapie positiv. Ihre innere Einstellung kann viel bewirken. Auch wenn Sie keine Anzeichen von Übelkeit verspüren, nehmen Sie die Ihnen verordneten Medikamente regelmäßig ein. Dadurch vermeiden Sie, dass Ihnen in den Tagen nach der Chemotherapie noch schlecht wird. Da die individuelle Verträglichkeit sehr unterschiedlich ist, kann bei empfindlichen Menschen, trotz aller Medikamente, Übelkeit nicht ganz verhindert werden. Zusätzlich zur medikamentösen Therapie ist eine Anpassung Ihres Speiseplans sinnvoll. Häufig ist das Unwohlsein nicht während des ganzen Tages im gleichen Maße zu verspüren. Essen Sie, wann immer es Ihr Magen erlaubt.

Oftmals werden warme Suppen, auch bereits zum Frühstück, als angenehm und lindernd empfunden. Probieren Sie alles, worauf Sie Lust haben. Halten Sie stets Speisen für den kleinen Appetit bereit.

Eine vegetarische Kost mit schonend und fettarm zubereiteten Gerichten wird in dieser Situation gern gegessen und ist besonders verträglich. Um diesem Bedürfnis zu entsprechen, sollten die Rezeptangaben für Schlagsahne, Crème fraîche und Butter verringert werden.

Wundern Sie sich nicht, wenn Ihre Lieblingsspeise plötzlich anders schmeckt und Sie einen Widerwillen gegen Fleisch empfinden. Die Chemotherapie kann das Geruchs- und Geschmacksempfinden vorübergehend verändern. Verwenden Sie die verschiedensten Gewürze und aromatischen Kräuter, probieren Sie naturbelassene Speisen. Sie werden neue Vorlieben beim Essen entdecken.

Denken Sie daran, dass Sie ausreichend trinken: Tees, klare Suppen, aber auch Mineralwasser oder andere Getränke ohne Kohlensäure helfen, den Flüssigkeits- und Mineralstoffhaushalt zu stabilisieren.

Leben Sie nach Ihrem eigenen Tagesrhythmus und gestalten Sie Ihren Speiseplan nach Ihren Bedürfnissen. Auf Tage mit wenig Appetit können Tage mit Heißhunger folgen.

Und noch ein Rat: Lassen Sie sich nicht durch die besorgten Augen Ihrer Familienmitglieder beunruhigen. Nur Sie selbst wissen, was Ihnen am besten bekommt.

Teemischung zum Mundspülen

Je 10 g Rosmarin, Thymian, Majoran, Bohnenkraut, Salbei. Die Kräuter gut vermischen. Bereiten Sie gleich eine größere Menge Tee zu, die für mehrmaliges Spülen reicht. 5 Teelöffel der Kräutermischung, 1 Zimtstange und 3 Gewürznelken mit 1 Liter kochendem Wasser übergießen. Den Tee zugedeckt 10 Minuten ziehen lassen. Tee abgießen und abkühlen lassen. Spülen Sie nur mit lauwarmem oder gekühltem Tee.

Spülungen mit Kräutertees lindern und fördern die Heilung.

Um Kräutereiswürfel herzustellen, füllen Sie den Tee in Plastikbeutel, die sich zur Eiswürfelherstellung eignen. Diese können besonders leicht gelutscht werden.

Mundschleimhaut und Speiseröhrenentzündung

Durch Chemotherapie kann es vorübergehend zu schmerzhaften Reaktionen der Mundschleimhaut kommen, die sich manchmal auch auf Rachen und Speiseröhre ausdehnen. Diese Veränderungen treten erst ein paar Tage nach der Chemotherapie auf. Ähnliche Beschwerden können durch Bestrahlungen im Mund- und Halsbereich ausgelöst werden. Die Akutphase dauert zumeist nur 2 bis 3 Tage, dann bessern sich die Schmerzen, und mit der Neubildung der Mundschleimhaut verschwinden alle Beschwerden.

Der Grad der Mundschleimhautentzündung kann sehr unterschiedlich sein. Bereits beim Auftreten erster Zeichen wie Rötung und Schwellung sollte mit einer intensiven Mundhygiene begonnen werden. Dazu gehören oftmalige Spülungen mit einem Mund-Antiseptikum, um die Ausbreitung der Entzündung durch das Eindringen von Bakterien und Pilzen zu verhindern.

Hat sich die Entzündung auf Rachen und Speiseröhre ausgebreitet, verspürt man nicht nur Brennen und Schmerzen im Mund, sondern auch das Schlucken ist dann schmerzhaft. Bei starker Mundschleimhautentzündung sollten Sie ständig kleine Flüssigkeitsmengen zu sich nehmen, um zu verhindern, dass die Schleimhaut austrocknet und sich schwer entfernbare Beläge bilden. Haben sich schon Krusten gebildet, hilft das wiederholte Lutschen von Butterflocken, diese zu lösen.

Eiswürfel aus Kräutertee zum Lutschen helfen, die Schmerzen im Mund zu verringern. Heftige Schmerzen werden zusätzlich durch Schmerzmedikamente behandelt, die Sie von Ihrem Arzt erhalten.

In allen Fällen bessert sich die Entzündung innerhalb von Tagen, und es kommt zum Abklingen der Schmerzen.

Sie können von Tag zu Tag mehr essen. Beginnen Sie mit flüssiger Nahrung: Milchmixgetränke, z. B. eine sehr nahrhafte Bananen-Mandel-Milch (S. 28), frisch gepresster Karottensaft, kalte und lauwarme Cremesuppen. Dann erweitern Sie Ihren Speiseplan mit Püriertem.

Alle Speisen sollten nicht heiß, sondern lauwarm gegessen werden. Gekühlte Getränke und Milcheis sind ebenfalls gut verträglich. Meiden Sie alles Saure und Scharfe: kohlensäurehaltige Getränke, stark säurehaltige Früchte, Tomaten und scharf gewürzte Speisen.

Wenn die Schleimhautentzündung abheilt, probieren Sie bald wieder sehr fein geriebene Rohkostsalate mit milder Soße, z. B. Karottensalat mit Sahnesoße oder Fruchtsoße aus süßem Obst zu reichhaltigen Süßspeisen, wie Erdbeersoße zu Mascarpone-Grießnockerln (S. 126). Gerichte mit frischen Zutaten wirken aufmunternd, auch auf die Verdauung, sind appetitanregend und besonders vitaminreich.

Schluckstörungen

Beim Schluckvorgang müssen viele Muskeln harmonisch zusammenspielen, um den Speisebrei vom Mund in den Magen zu transportieren. Dieser komplexe Ablauf kann durch die Therapie aus vielerlei Ursachen gestört sein. Operationen im Mund- und Rachenbereich und an der Speiseröhre führen möglicherweise zur Beeinträchtigung des Schluckvermögens. Aber auch Bestrahlungen an diesen Organen, am Hals und im mittleren Brustkorbbereich können vorübergehend das Schlucken erschweren. Nach einer genauen Diagnosestellung durch Ihren Arzt verbessert eine medikamentöse Therapie oft die Schluckfähigkeit.

Eine wesentliche Erleichterung wird durch die richtige Zusammensetzung des Essens erreicht. Denn trotz unterschiedlicher Ursachen der Schluckstörungen gibt es hilfreiche Ratschläge, die Sie beachten sollten: Vermeiden Sie harte, bröslige Speisen. Nehmen Sie kleine Bissen, und kauen Sie so gut wie möglich. Wenn Sie Schwierigkeiten beim Trinken haben, versuchen Sie es mit einem Trinkhalm. Zumeist sind ganz flüssige Speisen, wie klare Suppen mit Einlage, ungünstig, da sie leicht zum Verschlucken führen. Cremesuppen aus püriertem Gemüse, Kartoffeln, Hülsenfrüchten und Getreide hingegen lassen sich gut schlucken und liefern Ihnen ausreichend Nährstoffe. Weiche, flaumige Knödel, Soufflees, Aufläufe und Cremes mit Fruchtsoßen bereichern den Menüplan. Mit dieser vielfältigen Speiseauswahl ernähren Sie sich bekömmlich, nahrhaft, vitamin- und mineralstoffreich, auch wenn die Schluckstörung über einen längeren Zeitraum bestehen sollte. Sie werden überrascht sein, bei vielen dieser Speisen essen Ihre Familienmitglieder gern mit.

Durchfall

Eine funktionierende Verdauung hängt auch von einer intakten Darmschleimhaut ab. Chemotherapiesubstanzen können vorübergehende Veränderungen der Schleimhaut hervorrufen, die zu Durchfällen führen. Gleichartige Auswirkungen können Bestrahlungen im Bauchbereich haben. Diese treten zumeist erst gegen Ende der Bestrahlungsserie auf.

Bei Durchfall ballststoff- und fettarme Speisen wählen.

Bei Durchfallerkrankungen muss unbedingt der Arzt informiert werden. Rasche Hilfe und Erleichterung bringen Medikamente. Manchmal wird es notwendig sein, Flüssigkeits- und Mineralstoffverluste durch Infusionen auszugleichen.

Vermeiden Sie Obst und Gemüse mit hohem Ballaststoffgehalt, nehmen Sie vorübergehend keine Vollkornprodukte zu sich. Wechseln Sie vom Vollkornbrot zu hellen Brotsorten, zu Toast und Zwieback, essen Sie weiße Nudeln und weißen Reis. In der Akutphase helfen Hafer-, Reis- oder Gerstenschleim, der mit gut gesalzener Gemüsebrühe gekocht wird.

Bei Gemüse sind besonders gedämpfte Zucchini, Champignons oder Spargel, aber auch weich gekochte Karotten (wie z. B. in der Reissuppe mit Karotten, S. 63) bekömmlich. Da rohes Obst nicht vertragen wird, bereiten Sie wenig gesüßte Kompotte aus Apfel oder Aprikose zu. Nach dem Abklingen der Beschwerden sind Kefir und Jogurt geeignet, eine normale Darmflora wieder aufzubauen. Ebenso können Sie die verwendete Fettmenge schrittweise erhöhen.

In seltenen Fällen wird der Durchfall durch eine erworbene Milchzuckerunverträglichkeit ausgelöst. Ursache dafür ist ein Laktasemangel, wie er z. B. nach Bestrahlungen im Darmbereich auftreten kann. Diese Störung kann nur durch Ihren Arzt diagnostiziert werden. Die Milchzuckerunverträglichkeit ist unterschiedlich stark ausgeprägt, so dass die vertragene Laktosemenge verschieden ist.

Um Ihre individuelle Toleranzschwelle zu erkennen, beginnen Sie zunächst mit einer laktosefreien Kost, das heißt einer Ernährung ohne Milchprodukte. Steigern Sie den täglichen Laktosegehalt langsam. Meiden Sie Lebensmittel mit hohem Laktosegehalt wie Trinkmilch, Kondensmilch und Milchpulver, das auch häufig in Fertiggerichten vorkommt. Erfahrungsgemäß werden folgende Milchprodukte, in normalen Mengen verzehrt, gut vertragen: Jogurt, Kefir, Sauermilch, Sauerrahm und Topfen (Quark) sowie Hart- und Halbhartkäse wie Tilsiter, Emmentaler. Butter können Sie bis zu 1 Esslöffel pro Tag essen oder zum Kochen verwenden. Meist verhindert eine laktosearme Kost das neuerliche Auftreten von Durchfall.

Durchfall nach einer Darmoperation kann durch eine Fettverdauungsstörung verursacht werden. Das Ausmaß dieser Störung und die Notwendigkeit einer Diät wird durch eine Stuhluntersuchung festgestellt. Eventuell wird Ihr Arzt eine Umstellung auf MCT Nahrungsfett (Medium Chain Triglycerides, z. B. Ceres Margarine) verordnen.

Im Allgemeinen genügt aber eine fettarme, ballaststoffarme Kost. Die Rezepte dieses Buches können Sie Ihren persönlichen Erfordernissen anpassen. Verringern Sie die in den Rezepten angegebenen Mengen von Sahne, Crème fraîche, Käse, Butter und Nussmus. Eine aromatische Suppe aus viel Gemüse und Kräutern schmeckt auch mit wenig Sahne. Und ersetzen Sie Crème fraîche und Sahne durch fettarmen Sauerrahm und Jogurt. Meiden Sie auf jeden Fall Lebensmittel mit versteckten Fetten, z. B. Wurstwaren, Fertiggerichte, Kekse, Süßigkeiten.

Bei Durchfall sollten Sie unbedingt für eine ausreichende Flüssigkeitszufuhr sorgen. Trinken Sie Tees ohne Zucker und Mineralwasser ohne Kohlensäure.

Wenn sich der Durchfall bessert, gehen Sie langsam zu einer ballaststoffreicheren Normalkost über, so vermeiden Sie Rückfälle.

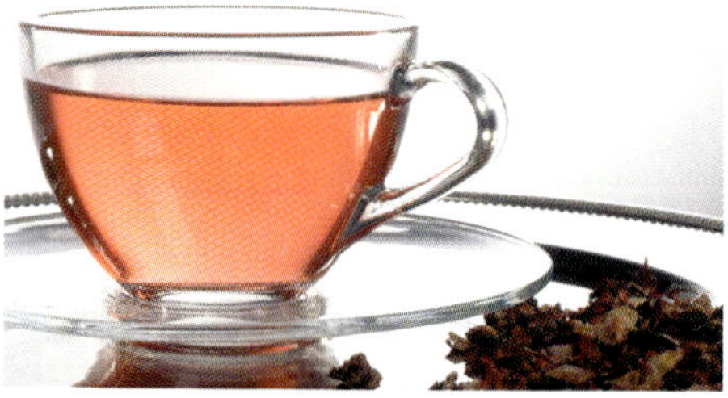

Verstopfung

Darmträgheit ist zumeist die Folge von falscher Ernährung, eingeschränkter Flüssigkeitszufuhr und Bewegungsmangel. Wenn Sie vorübergehend das Bett nicht verlassen können, kann eine sonst geregelte Darmtätigkeit plötzlich träge werden und dadurch Schmerzen und Völlegefühl auftreten. Versuchen Sie darum, auch wenn Sie im Bett liegen, durch Muskelanspannungen oder Massagen den Darm anzuregen.

Ein weiterer Grund für Verstopfung ist die Einnahme von zentral wirksamen Schmerzmitteln. Auch einige Chemotherapiesubstanzen können die Darmtätigkeit beeinträchtigen. Wichtig ist, dass Sie jetzt durch ausgiebige Flüssigkeitszufuhr und ballaststoffreiche Kost die Darmtätigkeit in Schwung halten. Das hilft auch bei bereits aufgetretener Verstopfung.

Wenn Sie vorübergehend weniger essen, werden Sie auch weniger oft die Toilette aufsuchen. Die Frequenz der Stuhlentleerung schwankt von Mensch zu Mensch.

Wenn Sie sich unsicher sind, ob Ihr Darm normal arbeitet, befragen Sie Ihren Arzt. Er kann dies durch eine einfache Untersuchung feststellen.

Gesund essen verbessert das Allgemeinbefinden

Während der Behandlung ist es besonders wichtig, möglichst kalorienreich und eiweißreich zu essen, um Gewichtsverlusten entgegenzusteuern. Eine Gewichtsabnahme kann aufgrund der Erkrankung selbst auftreten, in einigen Fällen mag sie das erste Warnsignal gewesen sein, das den Patienten zum Arzt führte. Eine Abnahme des Körpergewichts tritt aber auch als mögliche Folge von Operationen und anderen Therapieformen auf.

Eine gesunde Ernährung, die den besonderen Nährstofferfordernissen während der Therapie entspricht, ist kalorienreich, enthält hochwertiges Eiweiß, viele Kohlenhydrate, Fett und reichlich Vitamine und Mineralstoffe, um den erhöhten Bedarf zu decken.

Eine ausgewogene, vegetarische Ernährung versorgt Sie mit natürlichen Ballaststoffen und fördert so die Verdauung.

Eiweißreich essen

Für den Aufbau und die Funktion der Körperzellen ist eine ausreichende Zufuhr von Eiweiß (Proteinen) lebensnotwendig. Tierisches Eiweiß ist enthalten in Eiern, Milch, Milchprodukten, Käse, Fisch und Fleisch. Hochwertiges Eiweiß findet sich auch in pflanzlichen Lebensmitteln wie Getreide, Vollkornprodukten, Hülsenfrüchten, Kartoffeln und Tofu.

Die Erfahrung hat gezeigt, dass Patienten mit Krebserkrankungen zumeist einen ausgeprägten Widerwillen gegen Fleisch

Je besser Sie ernährt sind, umso besser ist Ihr Allgemeinbefinden.

haben. Darum stellen wir Ihnen in diesem Buch eine schmackhafte, gut verträgliche, vegetarische Kost vor.

Wenn Sie aber dennoch Lust verspüren, auch Fleisch zu essen, dann tun Sie dies, und genießen Sie Ihr Fleischgericht.

Eiweißreiche, pflanzliche Nahrungsmittel spielen in einer gesunden Ernährung eine wesentliche Rolle. Denn Getreide, Kartoffeln und Hülsenfrüchte enthalten neben dem wertvollen Eiweiß reichlich energieliefernde Kohlenhydrate und Ballaststoffe, dazu etwas Fett und sehr viele Mineralstoffe und Vitamine.

Gerade während der Therapie, wenn Sie manchmal nur kleine Portionen essen können, ist diese hohe Konzentration an Nährstoffen in Getreide, Hülsenfrüchten und Kartoffeln förderlich.

Besonders hochwertig und für den Körper sehr gut verwertbar ist der gleichzeitige Verzehr von verschiedenen eiweißreichen, pflanzlichen Lebensmitteln. Der Nährwert wird noch erhöht durch die Kombination mit Milch oder Eiern. Diese Eiweißbausteine ergänzen sich optimal und können vom Körper besser aufgenommen werden als tierisches Eiweiß (Fleisch und Wurst).

Besonders zu betonen ist, dass die positive Zusammensetzung der Nährstoffe auch für Kartoffeln gilt. Von manchen Patienten werden Kartoffeln ganz zu Unrecht gemieden, denn hartnäckig hält sich das irrige Gerücht, Kartoffeln seien als Nachtschattengewächse schädlich. Das Gegenteil ist der Fall: Kartoffeln sind reich an Eiweiß, Kohlenhydraten, Vitaminen und Mineralstoffen. Und somit ein unverzichtbarer Bestandteil für eine gesunde Ernährung. Denn aus Kartoffeln sind schnell und einfach wohlschmeckende Gerichte zubereitet, die auch bei Essproblemen gut vertragen werden.

Diese wohlschmeckenden Kombinationen liefern besonders viel Eiweiß

Weizen und Milch:

Erdbeer-Bananen-Milch und Vollkornbrot mit Sahnekräutertopfen (-quark) (S. 29; 35)

Frühstückscreme aus Weizen (S. 138)

Vollkornnudeln mit Broccoli-Kräuter-Soße (S. 87), dazu ein Gurken-Jogurt-Mix (S. 92)

Kartoffeln und Ei:

Kartoffelpüree (S. 118) und Rührei

Österreichischer Kartoffelkäse (S. 38)

Kartoffel-Käse-Soufflee (S. 114)

Hülsenfrüchte und Getreide:

Bohnencremesuppe (S. 72) und Vollkornbrot

Kohlenhydratreich essen

Man unterscheidet die verdaulichen Kohlenhydrate, Stärke und Zucker, und die unverdaulichen Kohlenhydrate, die auch Ballaststoffe genannt werden. Der Körper deckt seinen Energiebedarf zum größten Teil aus den verdaulichen Kohlenhydraten. Gesunde Energiequellen für unseren Körper sind Getreide, Vollkornprodukte, Kartoffeln und Hülsenfrüchte, denn sie enthalten nicht nur die natürliche Stärke, sondern auch verdauungsfördernde Ballaststoffe.

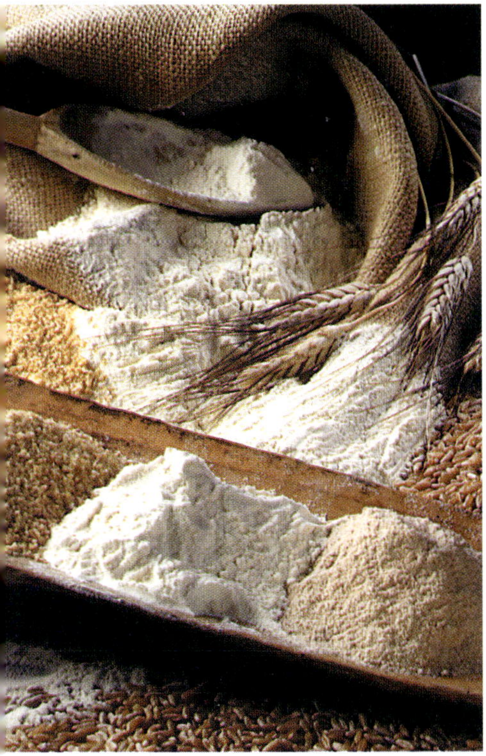

Beladen Sie Ihren Körper nicht mit leeren Kohlenhydraten, wie sie in Weißmehlprodukten und Zucker zu finden sind. Diese Nahrungsmittel enthalten wenig bis keine nützlichen Inhaltsstoffe und füllen nur den Magen, ohne Sie ausgewogen zu ernähren.

Kalorienreich essen

Eine kalorienreiche Ernährung während der Krebstherapie kann helfen, das Körpergewicht zu stabilisieren. Der Nährstoff mit dem höchsten Energiegehalt ist Fett und daher wesentlicher Bestandteil in einer kalorienreichen Kost. Während der Krebsbehandlung ist darum ein Umdenken bezüglich des Fettgehaltes der Speisen erforderlich. Da die Zeit, in der mehr Fett gegessen werden soll, begrenzt ist, sind Befürchtungen über gesundheitliche Schädigungen unbegründet. Es soll aber betont werden, dass auch üppige Rezepte in diesem Buch nicht mehr Fett enthalten als herkömmliche »Hausmannskost«.

Fettreiche Milchprodukte liefern auch in geringen Mengen viele Kalorien. Mit einem zusätzlichen Löffel Sahne, Butter, Crème fraîche oder etwas geriebenem Käse erhöhen Sie auch bei kleinen Portionen die Kalorienaufnahme. Kaltgepresste Pflanzenöle, mit einem hohen Anteil an ungesättigten Fettsäuren, werten Salate und Rohkost auf. Auch Nüsse und Nussmus sind reich an wertvollen Fettsäuren und bringen geballte Kalorien in das Essen.

Mineralstoffreich essen

In jeder Zelle unseres Körpers kommen Mineralstoffe in einem bestimmten Mengenverhältnis vor. Da ein Mangel an diesen wichtigen Substanzen eine Reihe von Körperfunktionen beeinträchtigt, ist es wichtig, genügend Mineralstoffe mit dem Essen aufzunehmen. Besonders reichlich kommen diese in Obst, Gemüse, Getreide, Nüssen und Milchprodukten vor. Diese Lebensmittel enthalten alle Mineralstoffe und Spurenelemente in einem natürlich ausgewogenen Verhältnis.

Eine zusätzliche Einnahme in Tablettenform sollte nur nach Rücksprache mit Ihrem Arzt erfolgen.

Anhaltendes Erbrechen und Durchfall führen zu einem Verlust von Mineralstoffen. Bei Auftreten von Kaliummangel kommt es zu allgemeiner Schwäche, Muskelkrämpfen und manchmal auch zu Herzrhythmusstörungen. Magnesiummangel ruft nächtliche Wadenkrämpfe und Muskelverspannungen hervor.

Eine Störung im Mineralstoffhaushalt wird mit einer Blutanalyse festgestellt. Bei milden Formen von Kalium- und Magnesiummangel kann eine Normalisierung durch die Ernährung erreicht werden. Auch die Einnahme von harntreibenden Medikamenten oder Cortison bewirken möglicherweise einen Kalium- oder Magnesiummangel. Mit der richtigen Ernährung können Sie einem möglichen Mangel vorbeugen.

Diese Lebensmittel enthalten besonders viel Kalium und Magnesium:

- Käse
- Getreide
- Hülsenfrüchte
- Kartoffeln
- Nüsse
- Marillen (Aprikosen)
- Bananen
- Avocado
- Trockenfrüchte
- Broccoli
- Spinat
- Kohlrabi

Vitaminreich essen

Viele Vitamine, vor allem Vitamin A, C und E, haben eine Schutzwirkung gegen Krebs. Aber auch während der Behandlung kommt ihnen eine besondere Bedeutung zu; Vitamine helfen beim Aufbau von neuen Zellen und steigern die Abwehrkräfte.

Während einer Krebsbehandlung ist der Vitaminbedarf erhöht. Die vegetarische Kost mit viel Obst und Gemüse, Getreide, Kartoffeln und Milchprodukten ist ein idealer Vitaminspender und deckt alle Erfordernisse. Da Vitamine sehr empfindlich sind, ist eine schonende Zubereitungsart von größter Bedeutung (siehe S. 24).

Vitamintabletten sollten Sie nur auf Empfehlung Ihres Arztes einnehmen, da es besonders bei den fettlöslichen Vitaminen A, D, E und K zu einer schädlichen Überdosierung kommen kann.

Zusatznahrung

In der Apotheke werden einige Produkte angeboten, die helfen sollen, den erhöhten Eiweiß- und Kalorienbedarf zu decken. Dazu gehören Nährstoffkonzentrate in Pulverform. Malto-Dextrin 19 ist ein geschmacksneutrales Glucose-Saccharid-Gemisch, das unter die Speisen gerührt wird. Des weiteren gibt es auch Pulver zur Eiweißanreicherung. Bei Zusatz dieser Produkte ist zu beachten, dass stets nur eine einseitige Nährstoffanreicherung stattfindet.

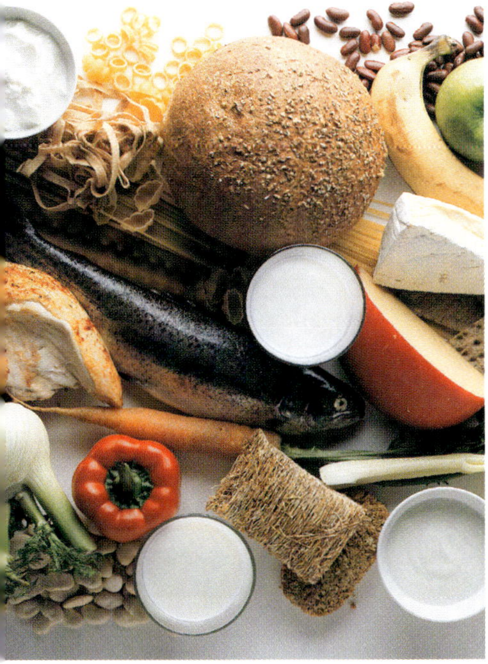

Mögliche Auswirkungen müssen Sie mit Ihrem Arzt besprechen. Trinknahrung in verschiedenen Geschmackrichtungen ist reich an Eiweißen und Kalorien. Vorteil dieser Präparate sind genau definierte Inhaltsstoffe, so dass Trinknahrung bei bestimmten Stoffwechselstörungen durchaus sinnvoll sein kann. Nachteil ist der künstliche, meist stark süße Geschmack, der oft Ablehnung hervorruft.

Wenn Sie vorübergehend Zusatznahrung brauchen, probieren Sie dennoch immer wieder Getränke und Gerichte, die Ihren besonderen Erfordernissen entsprechen. Frisch zubereitetes, schön dekoriertes Essen versorgt Sie mit allen notwendigen Nährstoffen und hat eine appetitanregende Wirkung. Das positive Esserlebnis, das aufbauende Gefühl, etwas Gutes für Ihren Körper getan zu haben, wird auch Ihr Selbstwertgefühl steigern.

Mit Appetit mehr essen

Eine der häufigsten Begleiterscheinungen bei Krebserkrankungen ist die Appetitlosigkeit. Aber es gibt einfache Mittel, wie diese Unlust am und beim Essen gemildert oder überwunden werden kann. Besonders während der Behandlung gilt der Leitsatz: Möglichst viel, möglichst nahrhaft und gesund essen.

Appetitverderber

Einfluss auf den Appetit haben Geruch, Aussehen und Geschmack des Essens.

Starke Kochgerüche, besonders der Geruch von erhitztem Fett, von Gebratenem oder lange Gekochtem, verderben den Appetit, noch bevor das Essen auf dem Tisch steht.

Das Auge isst mit. vermeiden Sie darum alles, was optisch einen Widerwillen gegen Essen hervorrufen kann. Große Portionen, lieblos auf einen Teller geklatscht; zerkochtes Gemüse; farblose, blässliche Speisen; Essen, das vor Fett tropft; mampfiges Essen, das schon beim Anblick im Halse stecken bleibt.

Nicht nur der Geruch, auch der Geschmack von Gebratenem weckt Ablehnung. Viele Patienten entwickeln einen regelrechten Ekel gegen Fleisch und Wurst in jeder Form und gegen aufgewärmte Speisen.

Appetitanreger

Das schöne Aussehen eines Gerichtes ist genauso wichtig wie der gute Geschmack.

»Je frischer, desto besser«, nach diesem Motto sollte das Essen während der Therapie zubereitet werden. Besonders frisches Obst und Gemüse, roh oder kurz gegart, wecken den Appetit und werden während der Behandlung gut vertragen.

Die Erfahrung zeigt, dass Patienten mit wenig Appetit bei einem frischen Rohkostsalat oder einem Gemüsegericht gerne zugreifen und eine ganze Portion verzehren. Frisches Obst und Gemüse regen von Natur aus das Interesse am Essen an – ohne großes Dazutun des Kochs. Kräftige Farben, angenehmer Geruch und ein feines Aroma machen das einfachste Gericht zum Augen- und Gaumenschmaus.

Darum die Gerichte immer mit etwas Frischem farblich aufmuntern, auch wenn die Garnitur im Moment vielleicht nicht gegessen

werden kann. Feine Karottenstreifen, Gurken- und Radieschenscheiben, Tomatenschnitze, Kräuterblättchen, ein paar saftige Trauben oder Beeren beleben den Teller. Pürierte Speisen auf taufrischen Salatblättern anrichten, den nahrhaften Getreidebrei mit schön geschnittenen Marillenspalten und feinen Bananenscheiben verzieren.

Das Essen soll kalorienreich sein, trotzdem darf es nicht zu fett aussehen und zu fett schmecken. Es gilt, das Gleichgewicht von kalorienreich und appetitanregend zu finden. Die Lösung für dieses Problem liegt in der richtigen Auswahl der Zutaten.

Besonders ein leichter, dezenter Hauch von Säure bewirkt, dass Speisen als weniger üppig empfunden werden. Dafür genügt es schon, wenn Sie Sahne in Soßen und Suppen durch Sauerrahm oder Crème fraîche ersetzen. Auch der kleine Schuss Wein, mit dem das Essen abgeschmeckt wird, wirkt appetitstimulierend. Ein Löffel

Jogurt in einem reichhaltigen Sahnedessert sorgt für den gleichen Effekt.

Oft geben ein paar Tropfen Zitronensaft einem üppigen Gericht den notwendigen Pfiff. Manchmal reicht sogar schon der Anblick einer Zitronenscheibe als Garnitur, dass einem das Wasser im Mund zusammenläuft. Wenn die Säure von Zitronensaft wegen einer Mundschleimhautentzündung nicht vertragen wird, verfeinern Sie das Essen mit etwas abgeriebener Schale einer unbehandelten Zitrone. Denn die Schale liefert das frische Zitronenaroma pur ohne Säure. Karottengemüse, Karottensuppen, süße Cremespeisen, Aufläufe und Milchmixgetränke gewinnen durch eine Prise Orangenschale.

An erster Stelle bei den Appetitmachern stehen Kräuter und Gewürze. Die aromatischen »Zwei« erfreuen die Geschmacksnerven und bringen Speichel und Magensäfte zum Fließen. Mit dem positiven Ergebnis, dass man mehr isst und besser verdaut.

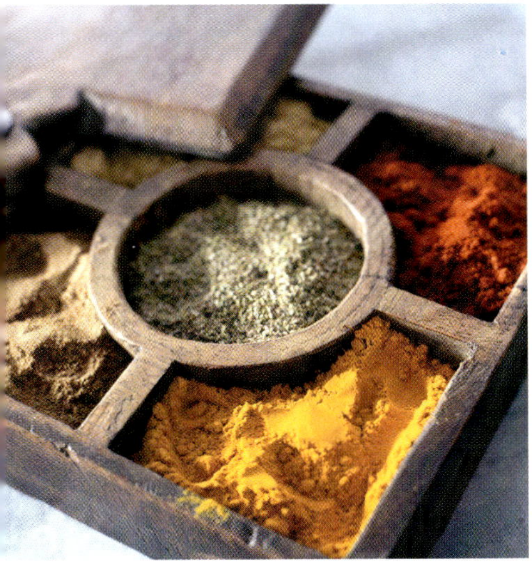

Sollten Sie weder Saures noch Pikantes vertragen: Auf die wohltuende Wirkung der Kräuter, fein gehackt oder mit dem Essen püriert, müssen Sie nicht verzichten. Das gleiche gilt für sämtliche Gewürze, außer für Chili, scharfen Paprika und Pfeffer.

Wohltuende Wirkung von Kräutern und Gewürzen

Pfefferminze:
Fördert Speichel- und Gallenfluss

Dill:
Gegen Blähungen und Völlegefühl

Basilikum:
Regt die Verdauung an

Koriander:
Gegen Völlegefühl und leichte, krampfartige Magenschmerzen

Liebstöckel:
Gegen Blähungen

Oregano:
Gegen Durchfall

Thymian:
Regt die Magensäfte an

Ingwer:
verdauungsfördernd und appetitanregend

Der tägliche Speiseplan

Eine ausgewogene, abwechslungsreiche Zusammenstellung Ihres Speiseplans versorgt Sie mit dem Tagesbedarf an Nährstoffen, Vitaminen und Mineralstoffen.

Am günstigsten ist es, wenn Sie über den Tag verteilt fünf Mahlzeiten zu sich nehmen.

Jeder einzelne Bissen Ihrer Mahlzeit gibt Kraft.

Das Frühstück ist eine wesentliche Mahlzeit des Tages und sollte zusammen mit einem Vormittagsimbiss ein Drittel Ihres Energiebedarfs decken. Mit Vollkornbrot, dazu gehaltvolle Aufstriche, Müsli und Getreidespeisen beginnen Sie den Tag gut gestärkt. Vermeiden Sie schwarzen Tee und Kaffee; diese enthalten Stoffe, die den Magen-Darm-Trakt reizen können. Kräuter- und Früchtetees sind eine gute Alternative, aber auch Milchmixgetränke, die Ihnen zusätzlich flüssige Kalorien liefern.

Versäumen Sie keinesfalls, bereits ein bis zwei Stunden nach dem Frühstück eine kleine Zwischenmahlzeit einzunehmen. Wenn Sie lieber Süßes mögen, probieren Sie sahnige Fruchtcremes, ein kleines Stück Auflauf, eine süße Getreidecreme. Wenn Ihnen der Sinn nach Pikantem steht, verwöhnen Sie sich mit einer Suppe, einer Kartoffel mit Kräuterbutter, einem Eiergericht oder einem reichhaltig belegten Brötchen.

Das Mittagessen muss nicht immer aus Vor-, Haupt- und Nachspeise bestehen. Wenn Sie mit Ihrer Familie essen, wählen Sie den Gang, der Ihnen am meisten zusagt.

Lassen Sie sich nur kleine Portionen vorlegen: Große Portionen verschlagen Ihnen den Appetit. Nehmen Sie lieber ein zweites Mal nach.

vor dem Abendessen gibt es nochmals eine kleine Zwischenmahlzeit. Folgen Sie ganz Ihrem Appetit, ob süß oder pikant – Hauptsache, Sie stärken sich wieder. Ein leicht verdauliches Abendessen sollte nicht zu spät eingenommen werden. Sie haben später trotzdem noch Appetit oder Hunger? Bestens, essen Sie!

Dieser Tagesplan ist nur ein Vorschlag, den Sie jederzeit ändern und Ihren persönlichen Bedürfnissen anpassen können.

Ganz allgemein gilt: Essen Sie, wann immer Sie Lust haben. Machen Sie den Verzehr bestimmter Speisen nicht abhängig von der Tageszeit. Ein Nudelgericht zum Frühstück - prima!

Beachten Sie Ihren ganz persönlichen Tagesrhythmus. Schwankungen des Wohlbefindens können auftreten. Vielleicht fühlen Sie sich gerade morgens schwach und appetitlos. Lassen Sie sich nicht entmutigen; Sie können die notwendigen Nährstoffe im Laufe des Tages zu sich nehmen. Versuchen Sie eine Tasse Pfefferminztee oder eine klare Gemüsebrühe zu trinken, dies kann den Appetit anregen.

Haben Sie immer etwas zum Naschen und Knabbern bereit. Sahne-Früchte-Topfen, Nüsse, Trockenfrüchte, ein paar Scheiben Käse und lockeres Vollkorngebäck sind eine nahrhafte Ergänzung für zwischendurch.

Stillen Sie Ihren Durst zu den Mahlzeiten oder nach dem Essen. Vermeiden Sie das Trinken von größeren Flüssigkeitsmengen unmittelbar vor dem Essen, Sie füllen damit nur den Magen. Ihr Arzt wird Ihnen sagen, ob Sie auf Alkohol gänzlich verzichten müssen oder ob Alkohol in geringen Mengen erlaubt ist. Ein Gläschen Wermut oder Sherry vor dem Essen weckt das Hungergefühl. Ein Glas milder Wein oder Bier können die Freude am Essen steigern.

Essen: allein oder gemeinsam? In manchen Situationen fühlt man sich wohler, wenn man alleine isst und nicht gestört wird. Doch meist schmeckt es gemeinsam besser, und man isst in Gesellschaft mehr. Das Essen beginnt im Kopf, die Atmosphäre ist wichtig. Ein schön gedeckter Tisch kann den Appetit positiv beeinflussen.

Unterstützung durch die Familie

Eine Krebserkrankung und die damit verbundene, notwendige Therapie bedeutet eine psychische Beanspruchung für Sie, Ihre Angehörigen und Freunde. Diese für alle ungewohnte Situation ruft Angst und Hilflosigkeit hervor. Oft wird aus Unsicherheit im Umgang miteinander nicht über Gefühle gesprochen. Man fürchtet, den anderen zu belasten oder zu verletzen. Um Liebe und Mitgefühl auszudrücken, wird der Kranke dann oft überumsorgt und überbeschützt.

Lassen Sie sich versorgen und helfen, ohne deswegen Schuldgefühle zu haben.

Gerade bei therapiebedingten Essstörungen tritt diese Überfürsorglichkeit besonders häufig auf. Aus Sorge um Ihre Gesundheit werden Sie Ihre Angehörigen vielleicht ständig zum Essen drängen. Dieser Druck löst Ärger, Schuldgefühle und Angst aus und stört den Appetit zusätzlich. Um diese konfliktreiche Situation zu lösen, müssen Sie zunächst für sich selbst herausfinden, was Sie im Moment am meisten stört und welche Veränderungen Ihr Wohlbefinden fördern können. Haben Sie den Mut sich einzugestehen, dass bisher Gewohntes nicht mehr Ihren Bedürfnissen entspricht. Geschmacksverschiebungen können die Folge von Chemo- und Strahlentherapie sein. Sprechen Sie über diese Veränderungen, damit Ihre Angehörigen verstehen und akzeptieren, dass z. B. die extra gekochte Leibspeise jetzt Widerwillen bei Ihnen hervorruft. Durch ein Gespräch können Sie Enttäuschungen auf beiden Seiten verhindern. Überlegen Sie gemeinsam Alternativen, schauen Sie sich die Rezepte dieses Buches an, Sie werden neue Anregungen finden.

Besonders Frauen leiden darunter, dass sie vorübergehend ihre Aufgaben in der Familie nicht wie gewohnt erfüllen können. So kann ihnen auch das Kochen lästig fallen und zur Qual werden. Übergeben Sie diese Verantwortung darum an Angehörige oder Freunde.

Teilen Sie die Aufgaben: Sie erstellen den Einkaufszettel und den Menüplan, andere kaufen ein, kochen und spülen ab. Geben Sie Ihrer Familie die Möglichkeit, diese neuen Aufgaben zu meistern. Lassen Sie sich überraschen, möglicherweise gibt es verborgene Kochtalente in Ihrer Familie.

Essen nach der Therapie

Eine gesunde Ernährung ist auch nach dem Ende der Behandlung wichtig. Mussten Sie sich während der Therapie besonders kalorien- und eiweißreich ernähren, sollte Ihre Kost jetzt nach den Grundsätzen der Vollwerternährung aufgebaut sein. Diese bietet Ihnen alle Nährstoffe in einem Verhältnis, das in idealer Weise den Erfordernissen des Organismus entspricht: 50-60 % komplexe Kohlenhydrate, 30 % Fett und 15 % Eiweiß.

Eine vegetarische Ernährung mit viel Obst und Gemüse, Getreide, Vollkornprodukten Kartoffeln, dazu reichlich fettarme Milchprodukte und wenig Eier, erfüllt diese Anforderungen. Gleichzeitig versorgen Sie so Ihren Körper optimal mit Vitaminen, Mineral- und Ballaststoffen. Wurstwaren und Fleisch haben einen zu hohen Fettanteil und sollten daher nur 1- bis 2-mal pro Woche in kleinen Portionen auf Ihrem Menüplan stehen. Streichen Sie fette, stark zuckerhaltige Süßigkeiten gänzlich.

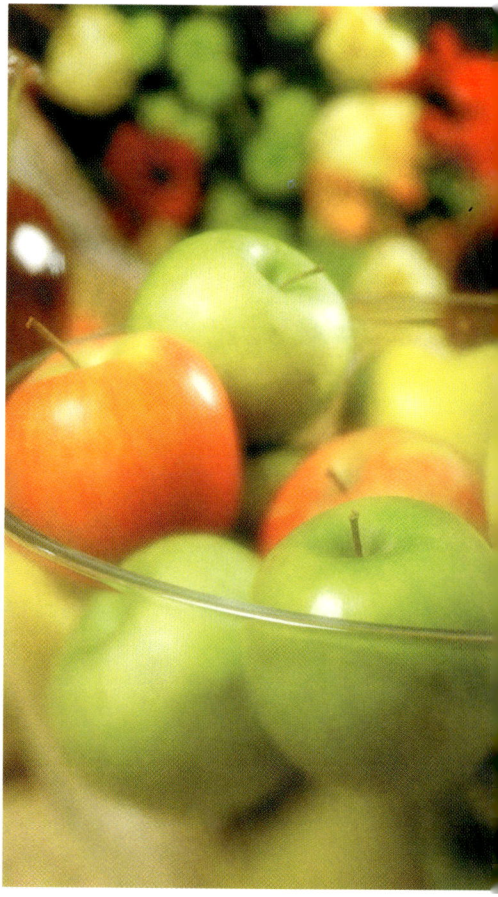

Einzelne Naturprodukte zeichnen sich durch eine besonders gesundheitsfördernde Wirkung aus. Dazu gehören Broccoli und alle Kohlsorten, Tomaten, Zwiebeln, Knoblauch, Karotten, Nüsse und Samen, Meerrettich, Rettich, Getreide, Hülsenfrüchte, besonders Sojabohnen, Zitrusfrüchte, Pfirsiche, Marillen und Beeren. Bauen Sie diese Obst- und Gemüsesorten in Ihren Speiseplan ein.

Und beachten Sie, dass unerhitztes Obst und Gemüse die stärkste Schutzwirkung hat. Eine bunte Obst- und Gemüsemischung, die Ihren Vorlieben entspricht, wird Sie mit allen Vitaminen ausreichend versorgen.

Eine dauerhafte Änderung Ihrer Essgewohnheiten zum Gesünderen hin ist nicht nur für Sie, sondern für Ihre ganze Familie wichtig. Denn gesunde, vollwertige Ernährung senkt das Risiko für viele Krankheiten; dies gilt nicht nur für Krebserkrankungen, sondern auch für die so genannten Zivilisationskrankheiten wie z. B. Herz-Kreislauf-Erkrankungen, Diabetes und Gicht. Steigern Sie Ihre Lebensqualität, fühlen Sie sich frisch und energiegeladen, ernähren Sie sich gesund.

Gesund kochen

Sollen Gerichte mit Obst und Gemüse vitamin- und mineralstoffreich sein, appetitlich aussehen und köstlich schmecken, gilt es, einige einfache Grundsätze zu beachten.

Bewusst einkaufen

Vitaminreich kochen fängt beim Einkaufen an. Reifes Obst, unmittelbar nach der Ernte, enthält die meisten Vitamine. Zu frühe Ernte, lange Transportwege und Lagerung senken den Vitamingehalt. Empfehlenswert ist darum, Obst und Gemüse der Saison aus nächster Nähe einzukaufen. Ein weiterer Vorteil: Freilandgemüse ist weniger mit Schadstoffen belastet als Treibhausware, da mit steigender Sonneneinwirkung der Nitratgehalt im Gemüse sinkt.

Wenn Sie die Möglichkeit haben, kaufen Sie Obst und Gemüse aus biologischer Landwirtschaft. Es gibt immer mehr Wochenmärkte, auf denen Bio-Bauern ihre Produkte direkt anbieten.

Im Winter kann man auch auf Tiefkühlware zurückgreifen, z. B. bei Spinat, Broccoli, Erbsen und Beeren. Tiefkühlobst und -gemüse wird gleich nach der Ernte eingefroren und hat dadurch einen hohen Vitamingehalt.

Gemüse-gerichte kurz und schonend garen.

Gemüse und Obst richtig vorbereiten

Gemüse und Obst nur sehr kurz waschen, auf keinen Fall lange Zeit im Wasser einweichen. Vitamine und Mineralstoffe werden sonst ausgelaugt. Beim Gemüseputzen so wenig wie möglich wegschneiden, sitzen doch z. B. bei Äpfeln, Birnen und Karotten viele Vitamine direkt unter der Schale. Karotten darum nicht schälen, sondern mit einer Gemüsebürste reinigen.

Gemüse und Obst immer erst nach dem Waschen schneiden und möglichst bald zubereiten und servieren.

Gemüserohkost, Obstsalate, frisch gepresste Säfte sofort verzehren

Viele Vitamine werden zerstört, wenn sie nach dem Zerkleinern von Obst und Gemüse mit Sauerstoff in Verbindung kommen. Aber nicht nur der Vitamingehalt, auch das für den Appetit so wichtige Aussehen leidet, wenn frisch gepresste Säfte und Rohkostgerichte zu lange auf ihren Verzehr warten.

Gemüse nur kurz garen

Vitamine sind hitzeempfindlich; lange Garzeiten von Gemüsegerichten mindern den Vitamingehalt. Lange Garzeiten ruinieren aber auch das Aroma und das frische Aussehen der zarten Pflanzen.

Wichtig für kurze Garzeiten: Das Gemüse muss gleichmäßig klein geschnitten werden.

Gemüse schonend kochen

Vitamine und Mineralstoffe bleiben erhalten, wenn Gemüse bei milder Hitze im eigenem Saft gedünstet oder über Dampf gegart wird (S. 91).

Gemüse nur dann in Flüssigkeit köcheln, wenn die Kochflüssigkeit mitgegessen wird, wie das bei Suppen und Eintöpfen der Fall ist. Denn kostbare Vitamine und Mineralstoffe werden beim Kochen ausgeschwemmt.

Vollkommen abzuraten ist von der traditionellen Art, Gemüse zuerst in Salzwasser zu kochen, das Wasser abzugießen und das Gemüse dann nochmals in einer Mehlschwitze zu erhitzen. Auf diese Art verlieren Sie mit Sicherheit einen Großteil der wertvollen Vitamine und Mineralstoffe.

Gemüsegerichte nicht lange warm halten

Auch durch langes Warmhalten werden Vitamine zerstört. Am besten Gemüsegerichte frisch zubereiten. Wenn ein Gericht im Voraus zubereitet wird, dann die Speise abkühlen lassen und vor dem Essen nur ganz kurz erhitzen.

Getreide und Vollkornprodukte aus biologischem Anbau, ungeschwefelte Trockenfrüchte, kaltgepresste Pflanzenöle und 100 % reines Nussmus bevorzugen. Legen Sie möglichst nur Produkte ohne künstliche Aromastoffe, Zusatzstoffe und Konservierungsmittel in Ihren Einkaufskorb.

Rezepte

Erfrischend – Säfte und Mixgetränke

Ein gehaltvolles Mixgetränk ersetzt eine kleine Zwischenmahlzeit. Statt Suppe oder Vorspeise serviert, bringt so ein Getränk Abwechslung in den Menüplan. Fällt vorübergehend das Essen schwer, liefern kühlende Milchmixgetränke das Eiweiß, Vitamine und Mineralstoffe in flüssiger Form. Besonders nährend und mild sind Bananen-Mandel-Milch und Dattel-Bananen-Milch.

Bekömmlich, auch bei Entzündungen im Mundbereich, ist frisch gepresster Karottensaft. Aus der häuslichen Saftbar kommen kräftige Mischungen aus Karotten-, Rote Bete- und Selleriesaft. Diese Säfte aus Wurzelgemüse versorgen Sie Schluck für Schluck mit viel Kalium und Magnesium. Karottensaft enthält große Mengen an Vitamin A. Damit der Körper das Vitamin A aufnehmen kann, Karottensaft immer mit ein paar Tropfen Öl oder Sahne vermischen.

Wenn Sie leicht Säuerliches vertragen, unter die Gemüsesäfte frisch gepressten Apfel-, Orangen und Grapefruitsaft mischen; das bringt zusätzliche Vitamine und regt den Appetit an. Der Phantasie sind keine Grenzen gesetzt: Pfirsich-Orangen-Saft, Melonen-Orangen-Mix oder, erntesüßer Traubensaft. Für 1 Glas Traubensaft werden 250 g Trauben püriert und durch ein Sieb gestrichen.

Säfte und Mixgetränke immer frisch zubereiten!

Orangen-Marillen-Saft

Zutaten für 1 Glas

Schmeckt auch mit Pfirsichen, Zucker- und Honigmelonen, Ananas, Bananen, Mangos oder Papayas.

100 g Marillen (Aprikosen), Stücke
200 ml Orangensaft, frisch gepresst
1/2 TL Honig

Alle Zutaten im Mixer pürieren und durch ein feines Sieb streichen.

Besonders kühlend: Den Saft mit Eiswürfeln servieren.

Empfehlenswert bei: Appetitlosigkeit, Schluckstörungen, Verstopfung, Kaliumbedarf, Milchzuckerunverträglichkeit

Pro Portion: 150 kcal

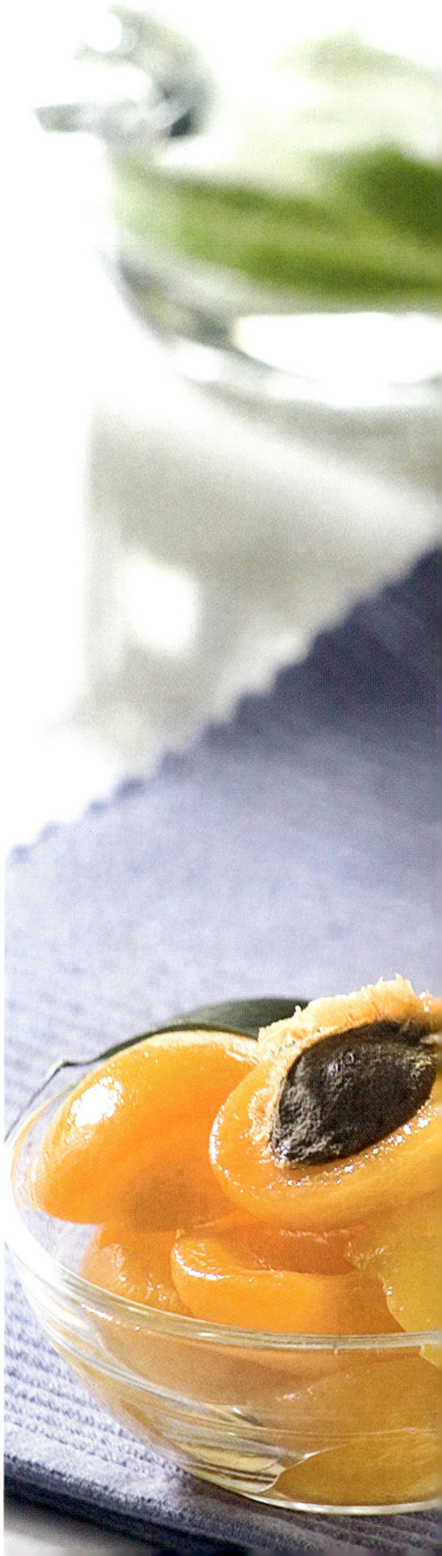

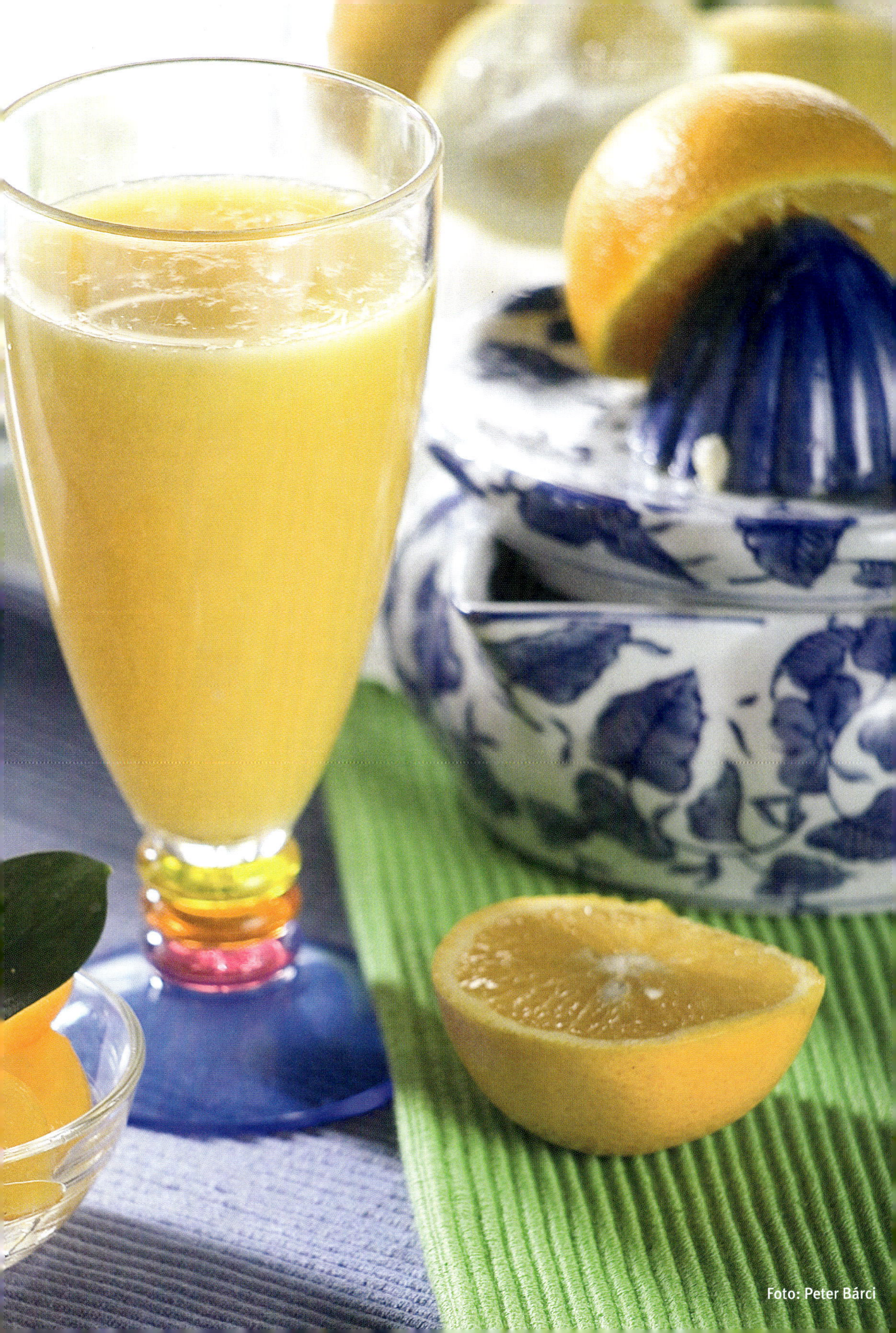

Foto: Peter Bárci

Die Bananen-Mandel-Milch ersetzt eine kleine Zwischenmahlzeit.

Bananen-Mandel-Milch

Zutaten für 2 Gläser

2 Bananen, Stücke
1/2 EL Mandelmus
250 ml Milch

Alle Zutaten im Mixer oder mit dem Mixstab pürieren und sofort servieren.

Empfehlenswert bei: Appetitlosigkeit, Mundschleimhaut- und Speiseröhrenentzündung, Schluckstörungen, Kalium- und Magnesiumbedarf

Pro Portion: 240 kcal

Marillen-Jogurt-Mix

Zutaten für 2 Gläser

200 g Marillen (Aprikosen), halbiert
2-3 EL Honig
200 g Jogurt
200 ml kaltes Wasser

Marillen im Mixer oder mit dem Mixstab pürieren und durch ein Sieb streichen. Honig, Jogurt und Wasser mit dem Schneebesen unterrühren.

Empfehlenswert bei: Appetitlosigkeit, Schluckstörungen, Kaliumbedarf

Pro Portion: 200 kcal

Dattel-Bananen-Milch

Zutaten für 1 Glas

4 Datteln, getrocknet
4 EL heißes Wasser
1 Banane, Stücke
200 ml kalte Milch

Datteln in eine Tasse geben, mit heißem Wasser übergießen und 1 Stunde einweichen lassen. Datteln, Einweichwasser, Banane und Milch im Mixer auf höchster Stufe pürieren.

Empfehlenswert bei: Appetitlosigkeit, Schluckstörungen, Mundschleimhaut- und Speiseröhrenentzündung, Kalium- und Magnesiumbedarf

Pro Portion: 290 kcal

Erdbeer-Bananen-Milch

Zutaten für 2 Gläser

300 ml kalte Milch
1 Banane
100 g Erdbeeren (auch tiefgekühlt)
1/2 EL Honig

Alle Zutaten im Mixer oder mit dem Mixstab fein pürieren.

Empfehlenswert bei: Appetitlosigkeit, Schluckstörungen, Kalium- und Magnesiumbedarf

Pro Portion: 210 kcal

Köstlich schmeckt die Milch auch mit Himbeeren. Dann aber den Drink durch ein Sieb streichen.

Tomatensaft

Zutaten für 1 Glas

250 g reife Tomaten, Stücke
1 paar Tropfen Zitronensaft
1 TL Petersilie oder Basilikum, fein gehackt
1 Prise Salz

Tomaten im Mixer oder mit dem Mixstab pürieren und durch ein feines Sieb streichen. Den Tomatensaft mit Zitronensaft, Kräutern und Salz abschmecken.

Empfehlenswert bei: Appetitlosigkeit, Schluckstörungen, Kalium- und Magnesiumbedarf, Milchzuckerunverträglichkeit

Pro Portion: 50 kcal

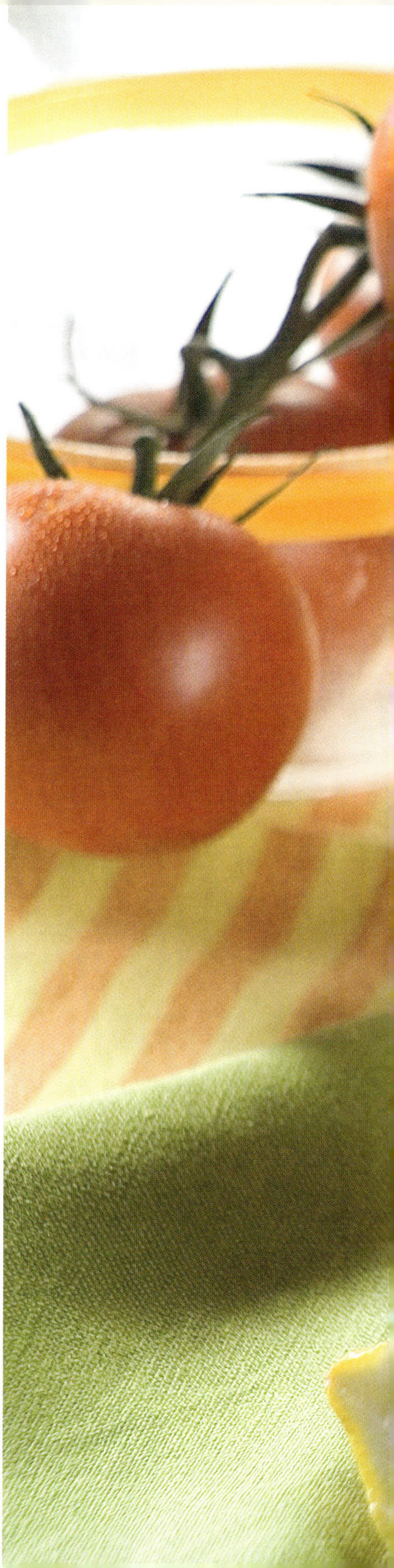

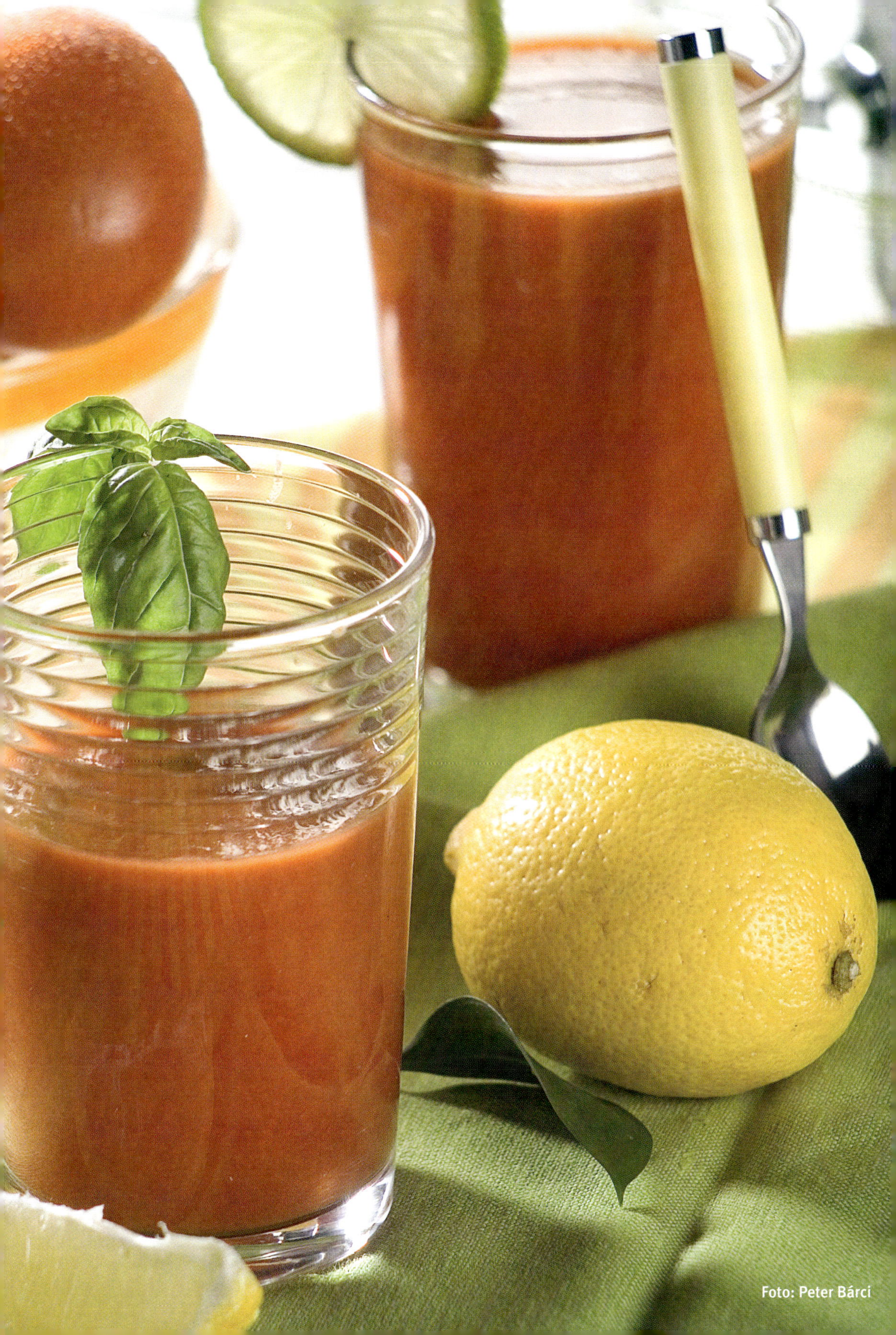

Foto: Peter Bárcí

Gurken-Jogurt-Drink

Zutaten für 2 Gläser

250 g Jogurt
150 ml kaltes Wasser
200 g Gurke, geschält,
Kerne entfernt, kleine Stücke
1 Prise Salz
1 EL Minze, fein gehackt
oder 1 Prise getrocknete
Pfefferminze

Jogurt, Wasser und Gurke im Mixer oder mit dem Mixstab pürieren und mit Salz und Minze abschmecken.

Empfehlenswert bei: Appetitlosigkeit, Schluckstörungen, Übelkeit

Pro Portion: 100 kcal

Karotten-Hafer-Drink

Zutaten für 1 Glas

1 EL Haferflocken
100 ml Wasser
150 ml Karottensaft, frisch gepresst
ein paar Tropfen Öl

In einem kleinen Topf die Haferflocken mit Wasser zum Kochen bringen und zugedeckt 3 Minuten leicht köcheln. Im Mixer oder mit dem Mixstab sehr fein pürieren und abkühlen lassen. Mit Karottensaft und ein paar Tropfen Öl im Mixer vermischen. Sofort trinken.

Empfehlenswert bei: Appetitlosigkeit, Mundschleimhaut- und Speiseröhrenentzündung, Schluckstörungen, Kaliumbedarf, Milchzuckerunverträglichkeit

Pro Portion: 100 kcal

Herzhaft – kleine Speisen

Ein nahrhafter, würziger Happen zwischendurch hilft beim Kaloriensammeln. Geschmackliche Abwechslung bringen cremige Brotaufstriche: Emmentaler-, Roquefort- oder Sahne-Topfen-Creme mit Kräutern. Ein lockeres, weiches Vollkornbrot mit Käseaufstrich, etwas geriebene Gurke und fein gehackte Kräuter darüber gestreut, dazu ein Milchmixgetränk oder ein frisch gepresster Saft, und schon ist ein vollwertiger Imbiss fertig. Wenn Sie Schwierigkeiten mit dem Schlucken haben, schneiden Sie die Brotrinde weg.

Achten Sie darauf, dass Ihr Brot oder Brötchen immer mit etwas Frischem, Saftigem verziert ist, z. B. mit einem Salatblatt, einigen Paprikastreifen, Tomaten- oder Radieschenscheiben. Frische, farbenfrohe Garnitur steigert den Appetit, sie muss ja nicht mitverspeist werden. Käsecremes schmecken auch als Dip zu Karotten- und Kohlrabistreifen.

Mit Kalorien und Aroma bereichern Käsecremes auch die verschiedensten warmen Gemüsepürees und Getreidespeisen. Wenn vorübergehend nichts Festes gegessen werden kann, probieren Sie Broccolipüree mit Emmentalercreme, dazu Kartoffelbrei. Käsecremes bringen ohne viel Aufwand Abwechslung in den täglichen Menüplan: Die Roquefortcreme unter heiße Spagetti gerührt, ergibt ein schnelles Nudelgericht; die Sahne-Topfen-Creme schmeckt zu knusprigen Ofenkartoffeln.

Österreichischer Kartoffelkäse, eine gehaltvolle Mischung aus fein geriebenen Kartoffeln, harten Eiern und Sauerrahm, isst sich aufgrund seiner cremigen Konsistenz leicht und angenehm. Dazu schmeckt dieser deftige Aufstrich ausgezeichnet und ist durch die Kombination von Ei und Kartoffeln besonders eiweißreich.

Käsecremes sind schnell zubereitet und werden von der ganzen Familie gegessen.

Emmentalercreme

Zutaten für 2 Portionen

100 g Emmentaler, fein gerieben
7 EL Sahne
2 TL gemischte Kräuter, fein gehackt (Schnittlauch, Petersilie, Dill)
1/2 TL Rosenpaprika
Salz
Pfeffer

Unter den sehr fein geriebenen Emmentaler mit der Gabel löffelweise die Sahne rühren. Es soll eine glatte, homogene Creme entstehen. Paprika und Kräuter unter die Creme mischen und mit Salz und Pfeffer abschmecken.

Zu feinem Vollkornbrot mit Salatblatt und Gurken- oder Tomatenscheiben reichen. Schmeckt auch zu Kartoffelbrei, zu Ofen- oder Pellkartoffeln.

Empfehlenswert bei: Schluckstörungen, Appetitlosigkeit, Magnesiumbedarf

Pro Portion: 300 kcal

Roquefortcreme

Zutaten für 2 – 3 Portionen

100 g Roquefort oder Edelschimmelkäse
7 EL Sahne
Salz
Pfeffer

Roquefort mit der Gabel fein zerdrücken. 1 EL Sahne hinzufügen. Rühren, bis sich die Sahne vollständig mit dem Käse zu einer Creme verbunden hat. Mit der restlichen Sahne löffelweise genauso verfahren. Es soll eine glatte Creme entstehen. Mit Salz und Pfeffer abschmecken.

Mit Gurken- und Tomatenscheiben zu feingemahlenem Vollkornbrot reichen. Eine saftige Vorspeise: Roquefortcreme auf Birnenhälften.

Empfehlenswert bei: Appetitlosigkeit, Schluckstörungen, Magnesiumbedarf

Pro Portion: 300 bzw. 200 kcal

Sahne-Topfen-Creme mit Kräutern

Zutaten für 1 Portion

75 ml Sahne
100 g Topfen (Quark), 20 %
1 EL Jogurt
2 EL frische Kräuter, fein gehackt
(oder 8-Kräuter-Mischung, tiefgekühlt)
Salz

Sahne sehr steif schlagen. Sahne mit Topfen und Jogurt verrühren. Die Creme mit Kräutern und Salz würzen.

Auf eine Scheibe Vollkornbrot, dazu Scheiben von hartgekochtem Ei, etwas grob geriebene Gurke oder Radieschen. Auch zu Rohkostsalaten, gekochten Kartoffeln (Pellkartoffeln), Ofenkartoffeln, Kartoffelpüree. Wer mag, gibt noch fein gehackten Knoblauch in die Creme.

Empfehlenswert bei: Appetitlosigkeit, Mundschleimhaut- und Speiseröhrenentzündung, Schluckstörungen

Pro Portion: 360 kcal

Ei-Butter

Zutaten für 2 – 3 Portionen

2 Eigelbe
60 g weiche Butter
1/2 EL Petersilie, fein gehackt
1/2 EL Schnittlauch, fein gehackt
Salz
Pfeffer

Eigelb mit der Gabel fein zerdrücken. Butter cremig rühren, Eigelb dazugeben und glatt rühren. Die Kräuter unterrühren und mit Salz und Pfeffer würzen.

Statt Butter aufs Brot, zum Käse, zu Topfenaufstrichen, aber auch zu gekochten Kartoffeln (Pellkartoffeln) oder Kartoffelbrei reichen.

Empfehlenswert bei: Schluckstörungen, Appetitlosigkeit, Mundschleimhaut- und Speiseröhrenentzündung

Pro Portion: 290 bzw. 190 kcal

Kalorienreich und trotzdem leicht im Geschmack.

Avocado-Mandel-Creme

Zutaten für 2 Portionen

Nur reife, weiche Avocados verwenden, die sich mit einer Gabel zerdrücken lassen.

1 reife Avocado, Stücke
1/2 EL Mandelmus
1 Knoblauchzehe, fein gehackt
2 TL Zitronensaft
1 TL Petersilie, fein gehackt
1 TL Schnittlauch, fein gehackt
(oder 2 TL tiefgekühlte Kräutermischung)
Salz

Avocado mit der Gabel zerdrücken und mit Mandelmus zu einer glatten Creme verrühren. Knoblauch, Zitronensaft und Kräuter unter die Creme mischen. Mit Salz abschmecken. Zu Vollkornbrot, feinen Gemüsestreifen, aber auch zu fein geriebener Rohkost reichen.

Empfehlenswert bei: Appetitlosigkeit, Schluckstörungen, Kalium- und Magnesiumbedarf, Milchzuckerunverträglichkeit

Pro Portion: 140 kcal

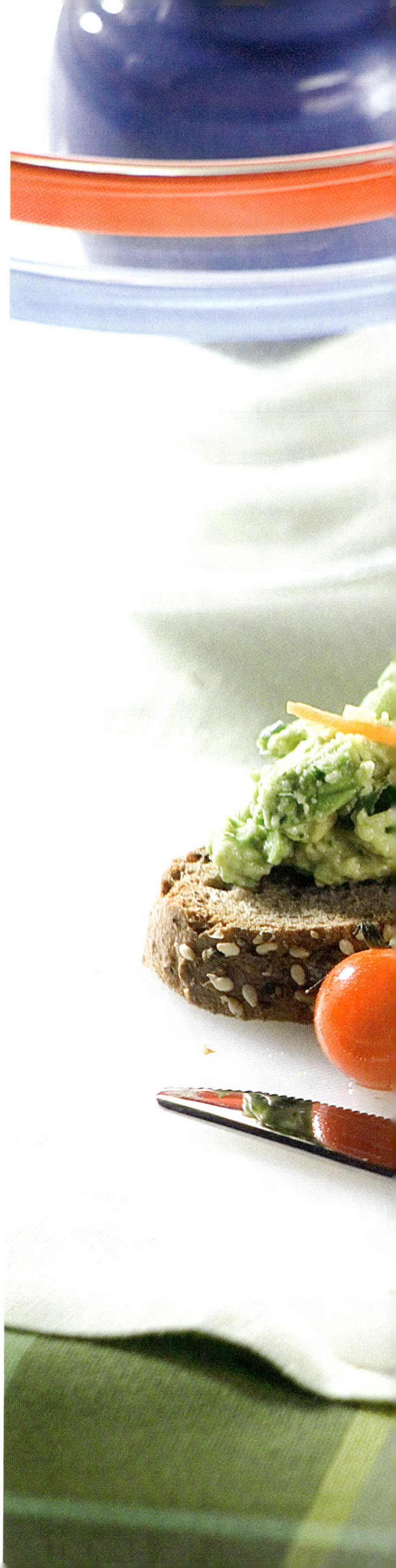

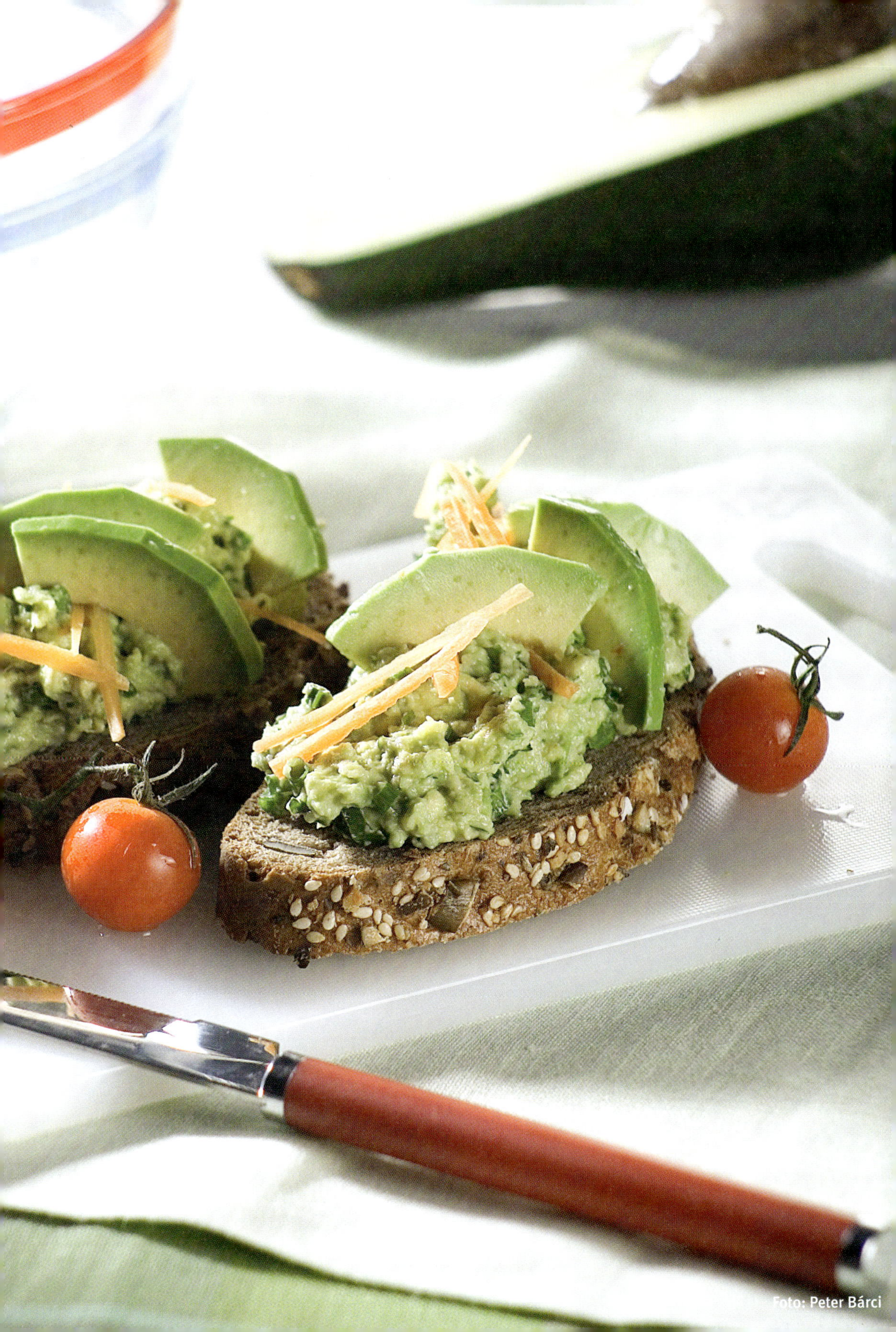
Foto: Peter Bárci

Österreichischer Kartoffelkäse

Zutaten für 2 – 3 Portionen

Eine gehaltvolle Mischung aus geriebenen Kartoffeln.

300 g mehlige Kartoffeln
100 g Sauerrahm
1 gekochtes Ei
2 Knoblauchzehen, fein gehackt
oder 2 EL Kräuter, fein gehackt
Salz
Pfeffer

Kartoffeln in der Schale weich kochen, schälen, mit der Kartoffelpresse durchpassieren oder fein reiben. Sauerrahm löffelweise unter die Kartoffeln rühren. Es soll eine glatte Creme entstehen.

Das Ei sehr fein hacken. Ei und Knoblauch unter die Kartoffelcreme mischen. Mit Salz und Pfeffer abschmecken.

Der Kartoffelaufstrich schmeckt mit und ohne Vollkornbrot.

Empfehlenswert bei: Appetitlosigkeit, Schluckstörungen, Kalium- und Magnesiumbedarf

Pro Portion: 260 bzw. 170 kcal

Karottenmousse

Zutaten für 2 Portionen

200 g Karotten, 1 cm dicke Scheiben
2 EL Sauerrahm
Salz
1 Prise abgeriebene Schale von
1 unbehandelten Zitrone
50 ml Sahne
2 Salatblätter
1/2 Gurke, grob gerieben
4 EL Sahnejogurt
1 TL Dill, fein gebackt

Karotten in einem Siebeinsatz über Wasserdampf zugedeckt in 8 Minuten bissfest garen. Etwas abkühlen lassen. Karotten und Sauerrahm mit dem Mixstab zu einer glatten Creme pürieren. Mit Salz und Zitronenschale würzen. Die Masse im Kühlschrank abkühlen lassen.

Sahne sehr steif schlagen, unter die Karottencreme heben. Portionsweise anrichten: Mit Esslöffeln aus der Masse Knödeln abstechen. Die Knödeln auf Salatblättern anrichten, mit geraspelten Gurken, Jogurt und Dill garnieren.

Empfehlenswert bei: Appetitlosigkeit, Schluckstörungen, Kaliumbedarf

Pro Portion: 190 kcal

Gebackener Tofu

Zutaten für 1 Portion

2 EL Sojasoße
4 EL halbtrockener Sherry
1/2 TL frischer Ingwer, fein gerieben
1/2 TL Honig
1 EL Öl
100 g Tofu, 1 cm dünne Streifen
2 EL Gurke, grob gerieben
2 EL Karotten, fein gerieben
1/2 EL Schnittlauch, fein geschnitten
3 Salatblätter

Sojasoße, Sherry, Ingwer, Honig und Öl gut verrühren. Tofustreifen mit der Marinade begießen und 1 Stunde durchziehen lassen. Mit der Marinade in eine kleine Auflaufform geben und im vorgeheizten Ofen bei mittlerer Hitze 15-20 Minuten backen.

Tofu heiß oder kalt, mit Gurke, Karotte und Schnittlauch garniert, auf Salatblättern anrichten. Saftig macht den Imbiss ein Klacks Tofu-Kräuter-Dressing (S. ...).

Empfehlenswert bei: Appetitlosigkeit, Milchzuckerunverträglichkeit

Pro Portion: 280 kcal

Ei im Glas, mit Käse überbacken

Zutaten für 1 Portion

1/2 TL Butter
3 EL Sahne
1 EL Emmentaler, fein gerieben
1 Prise Rosenpaprika
Salz
1 Ei
1 TL Schnittlauch, fein geschnitten

Man kann auch zwei Löffel passierte Tomaten in die Käsesoße rühren.

Eine kleine Glasform oder eine Tasse mit Butter ausstreichen. Sahne mit Emmentaler verrühren, mit Paprika und Salz würzen. Die Hälfte der Käsecreme auf den Boden der Form geben, Ei in die Form schlagen, leicht salzen und mit der restlichen Creme bedecken. Das Förmchen in einen flachen Topf mit heißem Wasser stellen und im vorgeheizten Ofen bei mittlerer Hitze 7 – 10 Minuten backen.

Mit Schnittlauch garniert servieren. Dazu lockeres Vollkornbrot, oder zu Kartoffelpüree und Cremespinat reichen.

Empfehlenswert bei: Schluckstörungen, Appetitlosigkeit

Pro Portion: 280 kcal

Eiaufstrich

Zutaten für 2 Portionen

100 g Sahnetopfen (-quark)
1 TL Senf
2 hartgekochte Eier, fein gehackt
1 EL Essiggurken, fein gehackt
1 EL Schnittlauch, fein geschnitten
Salz
Pfeffer

Topfen mit Senf glatt rühren und mit den gehackten Eiern zu einer glatten Creme verrühren. Essiggurken und Kräuter untermischen. Den Eiaufstrich mit Salz und Pfeffer abschmecken.

Empfehlenswert bei: Schluckstörungen, Appetitlosigkeit

Pro Portion: 220 kcal

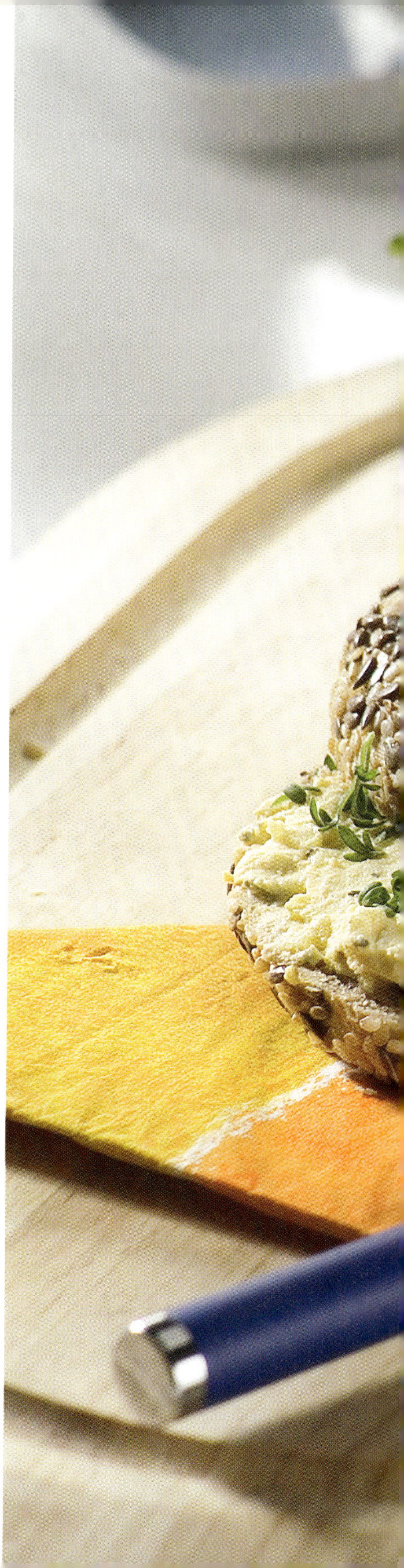

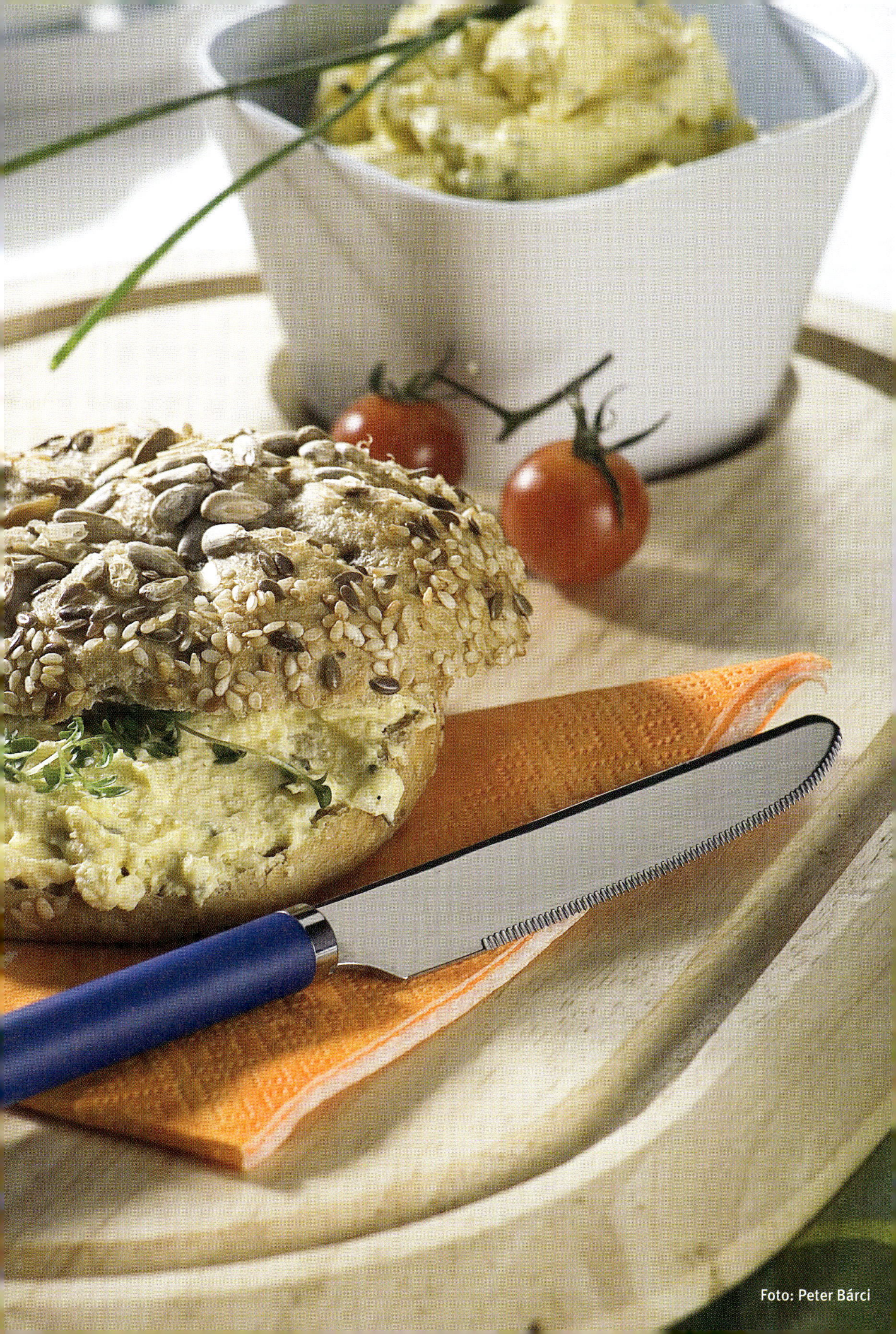
Foto: Peter Bárci

Saftig – Salate

Während der Therapie, bei oft geringem Appetit, kommt es dennoch zu einem ausgeprägten Verlangen nach naturbelassenem Essen. Der frische, zarte Geruch und die aufmunternden Farben der Salate wirken appetitanregend.

Salate und Rohkost sind auch bestens geeignet, den plötzlichen Hunger zwischendurch zu stillen. Eine kalorien- und eiweißreiche Salatsoße lässt sich gut vorbereiten, und wenn Sie Appetit bekommen, wird nur noch das Gemüse klein geschnitten oder fein gerieben.

Zur schnellen Hauptmahlzeit wird der Salat, wenn er Käse, hartgekochte Eier oder Tofu enthält. Damit Ihr Essen auch ausgewogen ist, gibt es zum üppigen Salat Vollkornbrot oder gekochte Kartoffeln (Pellkartoffeln).

Ein Vorschlag für ein einfaches, aber gelungenes Essen: Rohkostplatte mit Gurken-Kräuter-Soße und hart gekochtem Ei, dazu Ofenkartoffeln mit Butter.

Sind Sie durch eine Entzündung im Mund-Rachen-Bereich vorübergehend in der Auswahl Ihrer Speisen eingeschränkt, kosten Sie, sobald die Entzündung abheilt, einen Salat aus sehr fein geriebenem, rohen Gemüse. Wenn einige Tage nur Flüssiges und Brei gegessen werden konnte, erfreut ein saftiger Rohkostteller. Besonders angenehm der Karottensalat mit milder Sahnesoße. Auch wenn Sie sonst kein Freund von Rohkostplatten sind, wagen Sie einen Versuch!

Melonenvorspeise

Zutaten für 2 Portionen

50 g Doppelrahm-Frischkäse
50 g Jogurt
1 EL Orangensaft
1 Prise Salz
1/2 EL Petersilie, fein gehackt
1/2 Honigmelone, dünne Scheiben
2 Salatblätter

Frischkäse, Jogurt und Orangensaft mit dem Handrührgerät zu einer glatten Creme rühren. Mit Salz und Petersilie würzen.

Die Melonenscheiben portionsweise auf Salatblättern anrichten, die Frischkäsecreme teilweise über die Melonenscheiben gießen.

Empfehlenswert bei: Schluckstörungen, Appetitlosigkeit

Pro Portion: 140 kcal

Karottensalat mit Sahnesoße

Zutaten für 1 – 2 Portionen

2 EL Rosinen
100 g Karotten, fein gerieben
80 ml Sahne
1 Prise Salz
2 Salatblätter

Rosinen mit etwas kochendem Wasser übergießen und 30 Minuten einweichen lassen. Dann in ein Sieb abgießen, abtropfen lassen und sehr fein hacken. Karotten mit Rosinen und Sahne vermischen und mit wenig Salz abschmecken. Karottensalat auf Salatblättern anrichten.

Empfehlenswert bei: Mundschleimhaut- und Speiseröhrenentzündung, Schluckstörungen, Appetitlosigkeit, Verstopfung, Kaliumbedarf

Pro Portion: 390 bzw. 200 kcal

Karotten nicht schälen, sondern mit einer Gemüsebürste putzen.

Feine Rohkost mit Gurken-Kräuter-Soße

Zutaten für 2 – 3 Portionen

Die Soße passt auch vorzüglich zu Blattsalaten, Kartoffeln oder Gemüse.

Gurken-Kräuter-Soße:

100 g Jogurt
100 g Sauerrahm
200 g Gurke, fein gerieben
1/2 TL frische Minze, fein gehackt
2 TL Basilikum, fein gehackt
1/2 TL frisches Oregano, fein gehackt
Salz
Pfeffer

Rohkost:

50 g Karotten, fein gerieben
50 g Sellerie, fein gerieben
50 g Zucchini, fein gerieben
50 g Rote Rüben (Bete), fein gerieben
4 Blätter Kopfsalat

Jogurt und Sauerrahm glatt rühren. Gurke untermischen. Die Soße mit Kräutern würzen, mit Salz und Pfeffer abschmecken.

Die Gemüse portionsweise auf Salatblättern anrichten. Die Soße getrennt zum Salat reichen, dazu Ofenkartoffeln mit Emmentalercreme und Karottensaft servieren. Die Soße schmeckt auch mit Dill, Schnittlauch und Petersilie.

Empfehlenswert bei: Appetitlosigkeit, Schluckstörungen, Kalium- und Magnesiumbedarf, Verstopfung

Pro Portion: 180 bzw. 120 kcal

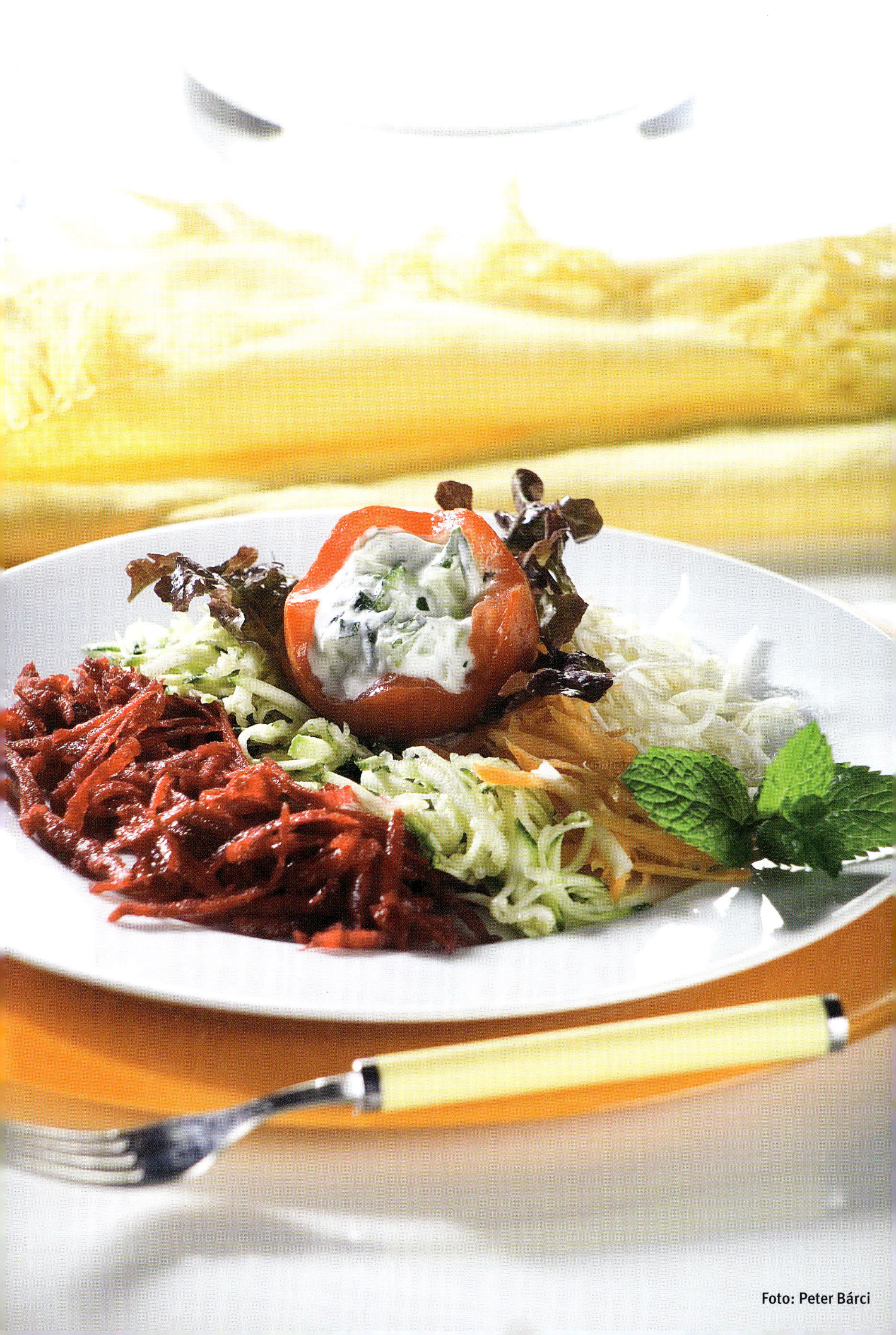

Foto: Peter Bárci

Gemüsesalat mit Kartoffel-Ei-Dressing

Zutaten für 2 – 3 Portionen

Das Dressing enthält gut verwertbares Eiweiß.

Gemüse:

150 g Karotten,
1/2 cm dicke Scheiben
150 g Broccoli, kleine Röschen

Dressing:

1 hartgekochtes Ei
100 g Jogurt
1 EL Essig
1 gekochte Kartoffel (ca. 70 g), fein gerieben
3 EL Olivenöl
Salz
1 EL Petersilie, fein gehackt
1 EL Dill, fein gehackt
Salatblätter

Gemüse zugedeckt in einem Siebeinsatz über Wasserdampf in 10-12 Minuten garen. Es soll weich sein, aber noch einen leichten Biss haben, so dass es sich bei Bedarf auf dem Teller mühelos mit der Gabel zerdrücken lässt.

Das Eigelb mit der Gabel fein zerdrücken. Das Eiweiß in kleine Würfel schneiden. Eigelb, Jogurt und Essig mit dem Handrührgerät verrühren. Die geriebenen Kartoffeln unterrühren. Nach und nach das Olivenöl untermischen. Die Soße mit Salz abschmecken. Zum Schluss die Eiweißwürfelchen und die Kräuter unter die Soße rühren.

Das gedämpfte, abgekühlte Gemüse portionsweise auf Salatblättern anrichten, das Dressing dazu reichen.

Empfehlenswert bei: Appetitlosigkeit, Schluckstörungen, Kalium- und Magnesiumbedarf

Pro Portion: 300 bzw. 200 kcal

Avocadodressing

Zutaten für 2 – 3 Portionen

1 reife, weiche Avocado, in Stücke geschnitten
4 EL Sauerrahm
1 Prise abgeriebene Schale von 1 unbehandelten Zitrone
Salz
2 TL frische Kräuter fein gehackt (Schnittlauch, Petersilie, Dill)

Alle Zutaten im Mixer oder mit dem Mixstab zu einer glatten Creme pürieren.

Eine farbenfrohe Kombination: Das Avocadodressing zu Blattsalaten mit fein geriebenen Karotten reichen.

Wer Zitronensaft verträgt, rührt noch einen 1 TL Zitronensaft in das Dressing. Das regt den Appetit an.

Empfehlenswert bei: Mundschleimhaut- und Speiseröhrenentzündung, Schluckstörungen, Appetitlosigkeit, Kalium- und Magnesiumbedarf

Pro Portion: 300 bzw. 200 kcal

Soße Tartar

Zutaten für 2 – 3 Portionen

2 hartgekochte Eigelbe
Salz
1 TL Senf
150 ml Öl
1-2 TL Weinessig oder Zitronensaft
1 EL Kapern, fein gehackt
1 EL Essiggurke, fein gehackt
1 EL frische Kräuter, fein gehackt (Petersilie, Schnittlauch, Dill)

Die Eigelbe mit der Gabel zerdrücken, mit Salz und Senf zu einer glatten Paste verrühren. Das Öl zuerst tropfenweise dann teelöffelweise unter das Eigelb rühren. Es soll eine dicke, cremige Soße entstehen. Zuletzt Zitronensaft oder Essig unterrühren. Kapern, Gurke und Kräuter in die Soße mischen, mit Salz abschmecken.

Zu fein geriebener Rohkost, Blattsalaten aber auch zu Kartoffelsalat und marinierten, gekochten Gemüse reichen.

Empfehlenswert bei: Appetitlosigkeit, Schluckstörungen, Milchzuckerunverträglichkeit

Pro Portion: 780 bzw. 520 kcal

Soße Tartare – eine würzige Salatmayonnaise – mit Eigelb zubereitet.

Arabischer Weizensalat

Zutaten für 4 Portionen

Alle Zutaten gleichmäßig klein schneiden.

300 ml Wasser
Salz
150 g Bulgur
2-3 Knoblauchzehen, fein gehackt
2 kleine Tomaten, sehr kleine Würfel
100 g Gurke, sehr kleine Würfel
100 g Karotte, fein gerieben
2 TL Petersilienwurzel, fein gerieben
1 Bund Petersilie, fein gehackt
1 Bund Schnittlauch, fein geschnitten
1 TL Minze, fein gehackt
abgeriebene Schale von
1/4 unbehandelter Zitrone
Saft von 1 Zitrone
3 EL Olivenöl
1 Prise Pfeffer

Wasser mit Salz zum Kochen bringen. Bulgur einstreuen, aufkochen und zugedeckt auf kleiner Flamme 5 Minuten köcheln. Vom Herd nehmen und 15 Minuten ausquellen lassen. Der Bulgur soll körnig locker sein. Bulgur in eine Schüssel geben, etwas auskühlen lassen und mit den restlichen Zutaten vermischen. Mit Salz abschmecken.

Den arabischen Getreidesalat auf einer großen Platte oder portionsweise anrichten. Am besten auf Salatblättern, mit Tomatenspalten und Zitronenscheiben garniert.

Empfehlenswert bei: Appetitlosigkeit, Milchzuckerunverträglichkeit, Verstopfung, Magnesiumbedarf

Pro Portion: 220 kcal

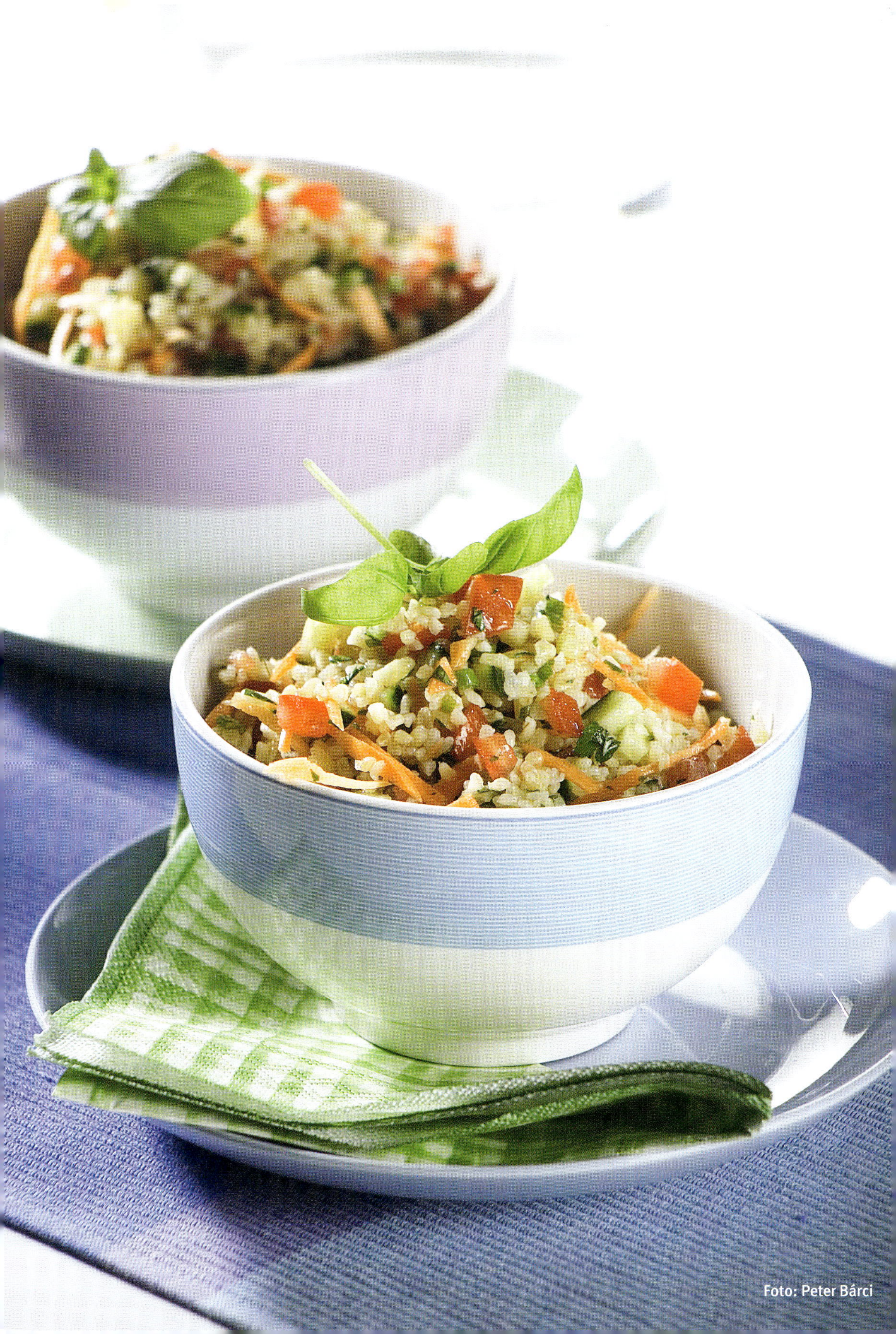

Foto: Peter Bárci

Tofu-Kräuter-Dressing

Zutaten für 4 Portionen

Das Dressing eignet sich auch als Marinade für Gemüse und Blattsalaten.

150 g Tofu, Stücke
1 EL Essig
2 EL Zitronensaft
4 EL Olivenöl
1/2 TL Salz
1 EL Senf
1 TL Honig
100 ml kaltes Wasser
1 EL Petersilie, fein gehackt
1 EL Dill, fein gehackt
1 EL Schnittlauch fein geschnitten

Alle Zutaten bis auf die Kräuter im Mixer auf hoher Stufe zu einer glatten Creme pürieren. Kräuter hinzufügen und nochmals kurz mixen.

Empfehlenswert bei: Schluckstörungen, Appetitlosigkeit, Milchzuckerunverträglichkeit

Pro Portion: 160 kcal

Karotten mit Apfel-Mandel-Creme

Zutaten für 1 Portion

Apfel-Mandel-Creme:

50 g Jogurt
50 g Sauerrahm
1 TL Mandelmus
100 g saftiger, säuerlicher Apfel, fein gerieben

Salat:

100 g Karotten, fein gerieben
2 Salatblätter

Jogurt, Sauerrahm und Mandelmus mit dem Mixstab zu einer glatten Creme vermischen. Den geriebenen Apfel untermischen. Die geriebenen Karotten portionsweise auf Salatblättern anrichten und die Apfel-Mandel-Creme dazu reichen.

Empfehlenswert bei: Appetitlosigkeit, Schluckstörungen, Verstopfung

Pro Portion: 290 kcal

Salat mit Karottensoße

Zutaten für 2 Portionen

Soße:

100 g Jogurt
100 g Sauerrahm
1/2 TL Honig
1 kleine Karotte, fein gerieben
1 EL Schnittlauch, fein geschnitten
1/2 TL Zitronensaft
1 Prise abgeriebene Zitronenschale (unbehandelt)
Salz
Pfeffer

Salat:

1 kleine Gurke, feine Scheiben
einige Salatblätter
Schnittlauch zum Garnieren

Jogurt, Sauerrahm und Honig mit dem Handrührgerät verrühren. Karotten und Schnittlauch untermischen. Das Dressing mit Zitronensaft und der Zitronenschale würzen, mit Salz und Pfeffer abschmecken. Salatzutaten portionsweise anrichten. Soße auf dem Salat verteilen, mit Schnittlauch garnieren. Dazu ein lockeres Vollkornbrot reichen.

Empfehlenswert bei: Appetitlosigkeit, Schluckstörungen, Verstopfung

Pro Portion: 170 kcal

Bunter Salat mit Senf-Rahm-Soße

Zutaten für 2 Portionen

Der Salat kann auch mit Schnittlauch garniert werden.

Soße:

1 hart gekochtes Ei
1/2 EL Zitronensaft
1 TL Essig
1 TL Senf
2 EL kaltgepresstes Olivenöl
100 g Sauerrahm
50 g Jogurt
1 Prise abgeriebene Schale von
1 unbehandelten Zitrone
Salz
Pfeffer

Salat:

1/2 Kopfsalat, Stücke
1/2 Gurke, kleine Würfel
4 Radieschen, dünne Scheiben
1/2 gelbe Paprika, Streifen

Eigelb mit der Gabel fein zerdrücken. Eigelb, Zitronensaft, Essig und Senf mit dem Handrührgerät glatt rühren. Das Öl tropfenweise unterrühren. Sauerrahm und Jogurt mit dem Handrührgerät untermischen. Mit Pfeffer und Salz abschmecken.

Die Salatzutaten portionsweise auf großen Tellern anrichten, die Soße getrennt zum Salat servieren.

Für eine frische Zwischenmahlzeit den Salat mit Schafskäse und Oliven garnieren und feines Vollkornbrot dazu reichen.

Empfehlenswert bei: Appetitlosigkeit, Verstopfung

Pro Portion: 310 kcal

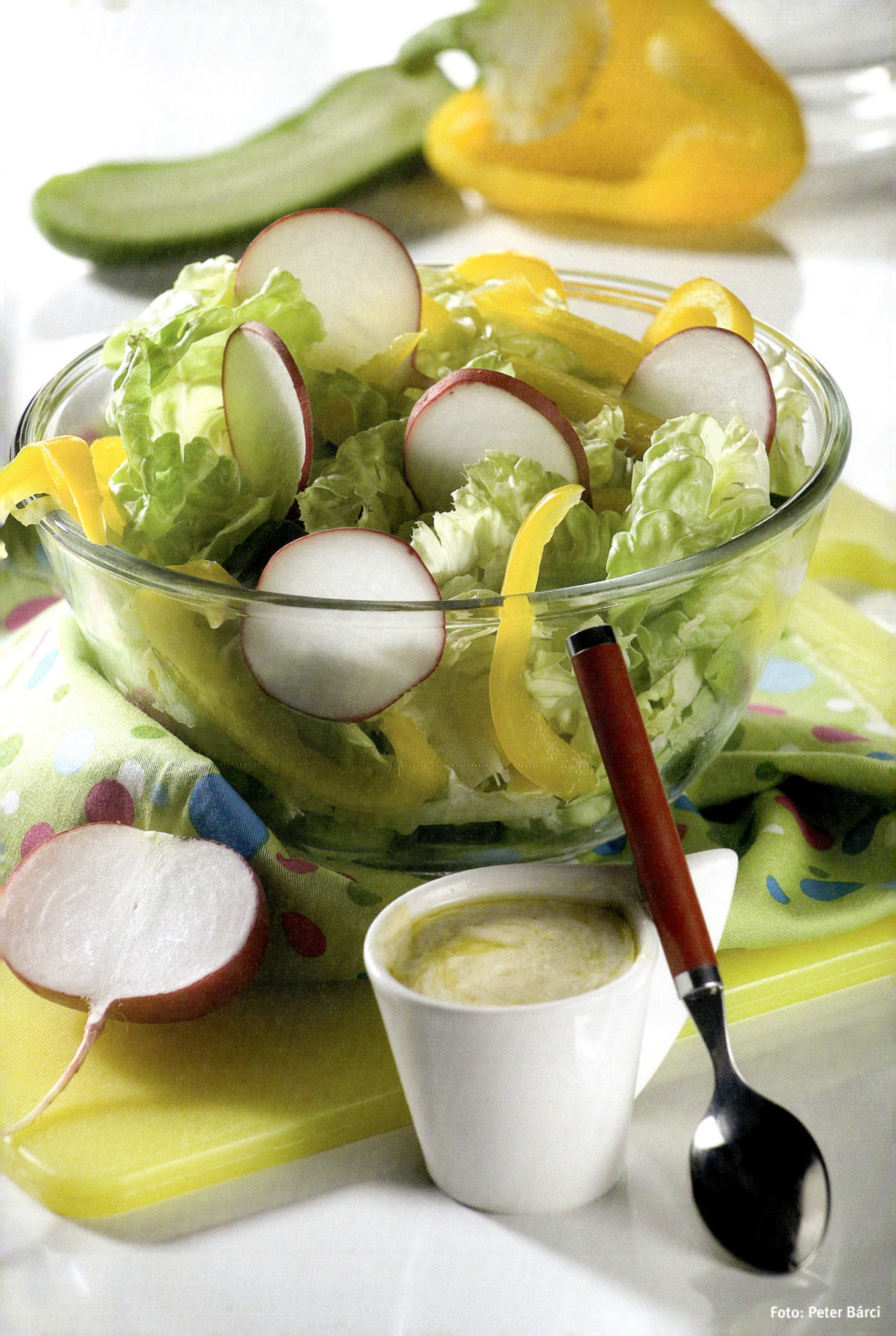

Foto: Peter Bárci

Karotten-Ananas-Salat

Zutaten für 1 – 2 Portionen

Eine vorzügliche Zwischenmahlzeit oder Vorspeise.

150 g Karotten, gerieben
100 g Ananas, sehr feine, 2 cm lange Streifen
Saft von 1 Orange
1 Prise abgeriebene Schale von 1 unbehandelten Zitrone
1 EL Öl (am besten Walnussöl)
1 TL Honig
1 Prise Salz

Karotten und Ananas in eine Schüssel geben. Orangensaft, Zitronenschale, Öl und Honig gut verrühren, die Soße mit Salz abschmecken. Karotten und Ananas mit der Orangensoße vermischen.

Den Salat sofort servieren.

Empfehlenswert bei: Appetitlosigkeit, Verstopfung, Milchzuckerunverträglichkeit, Kaliumbedarf

Pro Portion: 280 bzw. 140 kcal

Roter-Rüben-Salat

Zutaten für 1 – 2 Portionen

50 g Kefir oder Jogurt
40 ml Sahne
100 g Rote Rüben (Bete), fein gerieben
Salz
1/2 EL frische Kräuter, fein gehackt (Petersilie, Dill, Oregano, Basilikum)
2 Blatt Radicchio

Kefir und Sahne verrühren. Rote Rüben mit Kefircreme vermischen, mit Salz und Kräutern abschmecken. Roter-Rüben-Salat auf Radicchioblättern anrichten. Ein appetitanregender Effekt mit einfachsten Mitteln.

Empfehlenswert bei: Schluckstörungen, Appetitlosigkeit, Mundschleimhaut- und Speiseröhrenentzündung, Verstopfung, Kalium- und Magnesiumbedarf

Pro Portion: 200 bzw. 100 kcal

Nahrhaft – Suppen

Appetitanregend, gesund, nahrhaft, angenehm zu essen, leicht zu verdauen, schnell und einfach gekocht. Diese Pluspunkte sprechen für die Suppe. Deren Variationen sind so vielfältig wie die Zutaten. Alle Gemüse (außer Auberginen), Kartoffeln, Getreide, Bohnen, wandern in den Suppentopf. Mit Kräutern und Gewürzen aromatisiert, mit Sahne und Rahm verfeinert: Eine Suppe schmeckt zu jeder Tages- und Nachtzeit.

Eine kalte Lauchcremesuppe ist wohltuend bei einer empfindlichen Mundschleimhaut, die Roggen-Pilz-Cremesuppe verbindet kräftiges Getreidearoma mit zartem Pilzgeschmack. Bohnen- und Erbsensuppe liefern viel wertvolles Eiweiß, und vitamin- und mineralstoffreiche Gemüsesuppen stimulieren mit frischen Farben die Lust aufs Essen. Zusätzliche Kalorien in den Suppenteller bringt ein duftiges Kräuter-Sahne-Häubchen, ein Löffelchen geriebener Parmesan, etwas feine Mandelcreme oder einfach ein Klacks Sauerrahm. Wer unsicher ist, wie viel Fett er verträgt, spart beim Kochen an Butter und Sahne und nimmt dafür ganz nach Belieben eine dieser aromatischen, kalorienreichen Beigaben.

Ein Tipp, damit auch eine im voraus zubereitete Gemüsesuppe frisch aussieht und frisch schmeckt. Die Gemüsestückchen in die kochende Gemüsebrühe geben. Die Suppe wieder zum Kochen bringen und nur 2-3 Minuten zugedeckt kochen. Suppe sofort vom Herd nehmen und abkühlen lassen. Das Gemüse gart während des Abkühlens in der noch immer heißen Brühe weiter. Erst kurz vor dem Essen die Suppe nochmals erhitzen und fertig kochen. Die Restgarzeit ist nur noch erstaunlich kurz.

Suppen – leicht und nährstoffreich.

Klare Gemüse-Trinkbrühe

Zutaten für 2 Portionen

Diese Suppe wird auch bei starker Übelkeit gut vertragen.

500 ml Gemüsebrühe, gut gesalzen
1 Prise Muskat
1 Nelke
1/2 TL Liebstöckel
50 g Karotten, grob gerieben
50 g Sellerie, grob gerieben
50 g Lauch, feine Streifen

Gemüsebrühe zum Kochen bringen, mit Muskat, Nelke und Liebstöckel würzen. Das Gemüse hinzufügen, die Suppe zum Kochen bringen und zugedeckt nur 2 Minuten leicht köcheln. Die Suppe sofort vom Herd nehmen und durch ein Sieb gießen. Suppe auffangen, Gemüse leicht ausdrücken.

Die Brühe kann auch mit einer Prise abgeriebener Schale von einer unbehandelten Zitrone oder mit etwas frischgeriebenem Ingwer gewürzt werden.

Empfehlenswert bei: Appetitlosigkeit, Übelkeit, Durchfall, Verstopfung

Pro Portion: 40 kcal

Sahne-Kräuter-Häubchen

Als Garnitur und kalorienreiche Ergänzung für 4 – 6 Portionen Suppe

100 ml Sahne
2 EL frische Kräuter, fein gehackt (Basilikum, Oregano und Minze oder Petersilie, Dill und Schnittlauch)
oder
2 EL tiefgekühlte 8-Kräuter-Mischung
Salz

Sahne sehr steif schlagen, Kräuter unterrühren mit Salz abschmecken. Pro Portion 1-2 Esslöffel auf die Suppe geben.

Empfehlenswert bei: Appetitlosigkeit, Mundschleimhaut- und Speiseröhrenentzündung, Schluckstörungen

Pro Portion: 90 bzw. 60 kcal

Gemüse-Hafer-Kraftbrühe

Zutaten für 1 – 2 Portionen

3 EL Haferflocken
600 ml Gemüsebrühe
1 Prise Muskat
1 Prise Piment
1/2 TL Liebstöckel
50 g Karotten, grob gerieben
50 g Sellerie, grob gerieben
50 g Lauch, feine Streifen
1 TL Petersilie, fein gehackt

Haferflocken in einem kleinen Topf unter Rühren kurz anrösten, bis ein angenehmer Duft aufsteigt. Haferflocken mit der Brühe aufgießen, mit Muskat, Piment und Liebstöckel würzen. Die Suppe zugedeckt 15 Minuten köcheln. Das Gemüse hinzufügen, Suppe zum Kochen bringen und zugedeckt 2 Minuten leicht köcheln. Durch ein Sieb gießen, das Gemüse und die Haferflocken leicht ausdrücken.

Die Kraftbrühe mit Petersilie garnieren.

Empfehlenswert bei: Mundschleimhaut- und Speiseröhrenentzündung, Schluckstörungen, Übelkeit, Durchfall, Verstopfung, Appetitlosigkeit, Milchzuckerunverträglichkeit

Pro Portion: 80 bzw. 40 kcal

Vichysoisse

Zutaten für 2 – 3 Portionen

500 ml Gemüsebrühe
200 g Kartoffeln, kleine Würfel
200 g Lauch (unterer weißer Teil), längs halbiert, schmale Streifen
125 ml Sahne
Salz
Pfeffer
1 EL Petersilie, fein gehackt

Vichysoisse ist ein beliebtes Sommergericht.

Gemüsebrühe zum Kochen bringen, Kartoffeln und Lauch dazugeben, zudeckt 7 Minuten köcheln. Die Gemüse sollen weich sein, aber nicht zerfallen.

Suppe im Mixer oder mit dem Mixstab cremig pürieren und durch ein Sieb streichen. Im Kühlschrank erkalten lassen. Vor dem Servieren die Sahne mit dem Handrührgerät unter die Suppe rühren, mit Salz und Pfeffer würzen und mit Petersilie garnieren.

Empfehlenswert bei: Appetitlosigkeit, Schluckstörungen, Mundschleimhaut- und Speiseröhrenentzündung, Kalium- und Magnesiumbedarf, Übelkeit

Pro Portion: 320 bzw. 220 kcal

Kalte Gurkensuppe

Zutaten für 2 Portionen

500 g Gurken
50 ml kaltes Wasser
Salz
1 TL Dill, fein gehackt oder
1 TL Minze fein, gehackt
100 ml Sahne

400 g Gurke in kleine Stücke schneiden und mit Wasser im Mixer oder mit dem Mixstab fein pürieren. Durch ein Sieb streichen, mit Salz und Kräutern würzen.

Die restliche Gurke grob reiben, unter den Gurkensaft mischen, mit Salz und Kräutern abschmecken. 30 Minuten kaltstellen. Die Gurkenmischung mit Sahne verrühren und mit einigen Blättchen Dill oder Minze garniert servieren.

Empfehlenswert bei: Mundschleimhaut- und Speiseröhrenentzündung, Appetitlosigkeit, Schluckstörungen, Übelkeit

Pro Portion: 170 kcal

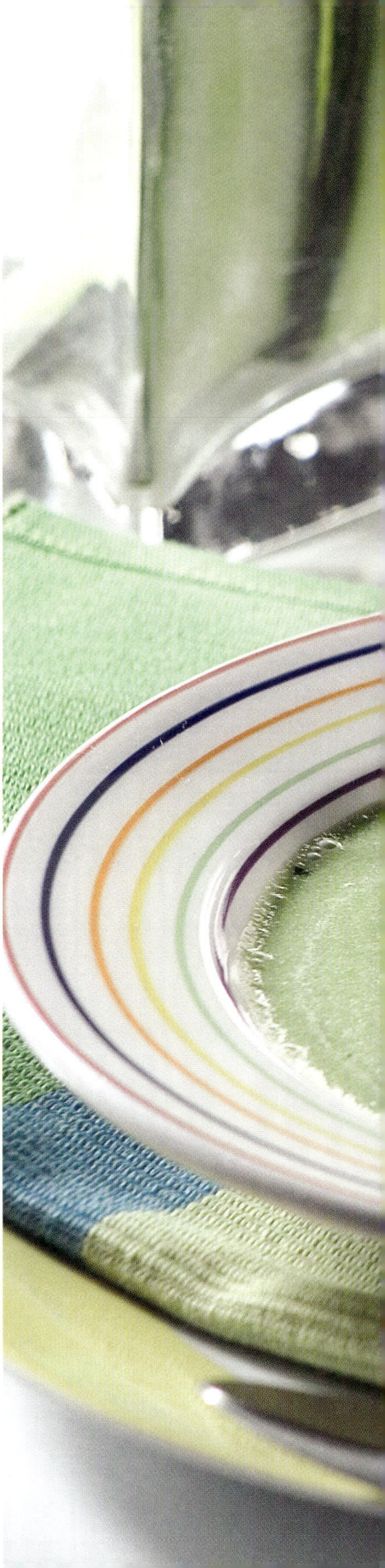

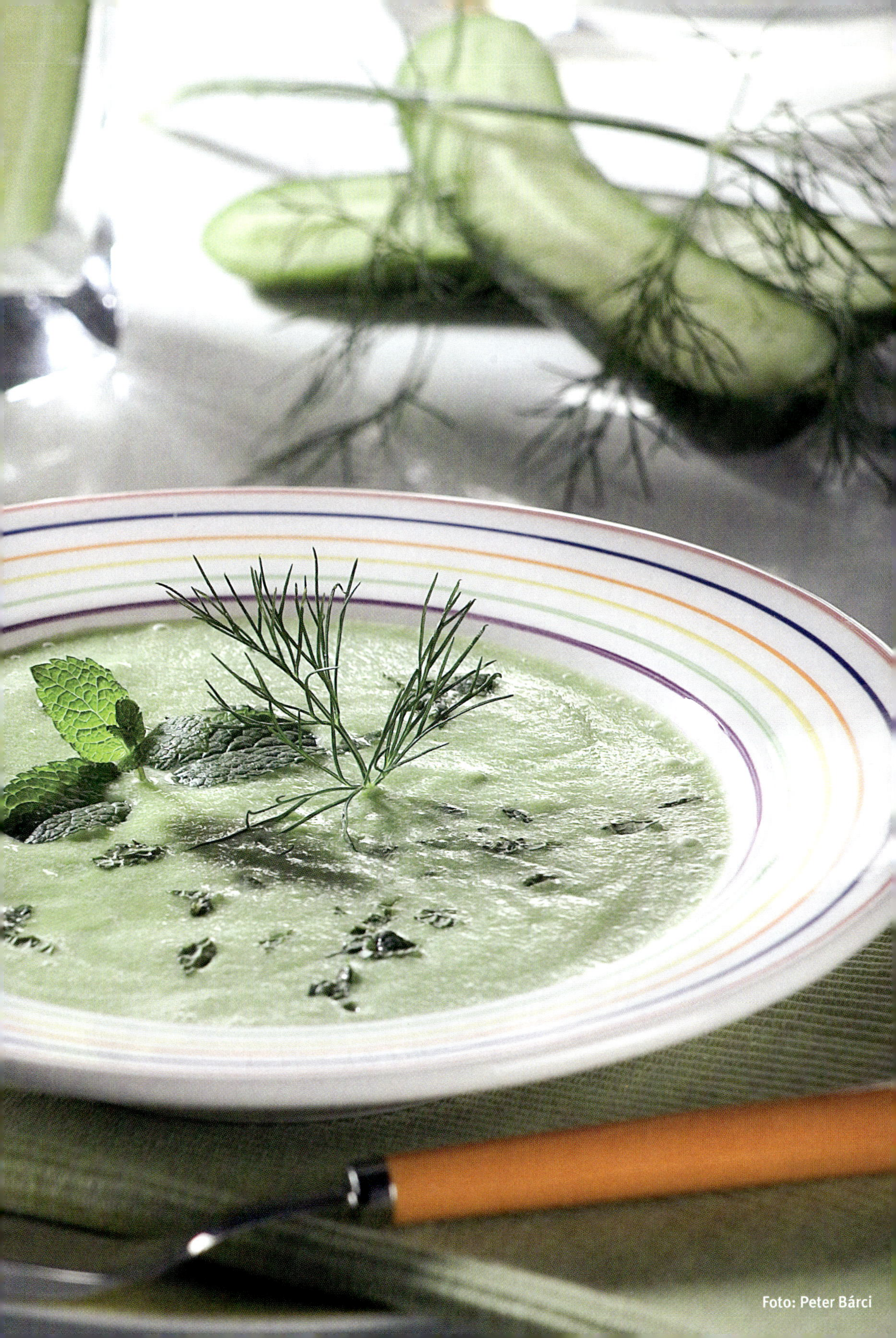
Foto: Peter Bárci

Schwäbische Kartoffelcremesuppe

Zutaten für 2 – 3 Portionen

1 EL Weizenvollkornmehl, fein gemahlen
1 kleine Zwiebel, fein gehackt
1 EL Petersilie, fein gebackt
500 ml Gemüsebrühe
300 g mehlige Kartoffeln,
1/2 cm dicke Scheiben
1/2 TL Liebstöckel
1 Prise Muskat
125 g Sauerrahm
Salz
1 EL Schnittlauch
1 Prise Rosenpaprika

In einem kleinen Topf mit dickem Boden das Weizenmehl unter Rühren kurz anrösten, bis ein angenehmer Duft aufsteigt. Zwiebeln und Petersilie unterrühren und kurz andünsten. Mit Gemüsebrühe aufgießen, gut verrühren und die Suppe zum Kochen bringen. Kartoffeln, Liebstöckel und Muskat in die Suppe geben.

Die Suppe zugedeckt 20 Minuten leicht köcheln, bis die Kartoffelscheiben weich sind und anfangen zu zerfallen. Vom Herd nehmen, die Hälfte des Sauerrahms unterrühren und mit Salz abschmecken.

Die Suppe portionsweise anrichten. Mit Schnittlauch, dem restlichen Sauerrahm und einer Prise Rosenpaprika garnieren oder die Suppe fein pürieren und mit Sahne-Kräuter-Häubchen (S. 56) servieren.

Empfehlenswert bei: Mundschleimhaut- und Speiseröhrenentzündung, Appetitlosigkeit, Schluckstörungen, Kalium- und Magnesiumbedarf, Verstopfung

Pro Portion: 300 bzw. 200 kcal

Lauchcremesuppe mit Pilzen

Zutaten für 2 – 3 Portionen

500 ml Gemüsebrühe
1/2 TL Liebstöckel
1 Lorbeerblatt
1 Prise Piment
1 Prise Muskat
100 g Kartoffeln, kleine Stücke
100 g Lauch, längs halbiert, schmale Streifen
1 EL Butter
100 g Champignons, dünne Scheiben
2 EL Crème fraîche
Salz
Pfeffer
1 EL Petersilie, fein gehackt

Gemüsebrühe mit den Gewürzen zum Kochen bringen. Kartoffeln und Lauch dazugeben. Suppe zugedeckt 7 Minuten köcheln. Die Gemüse sollen weich sein, aber nicht zerfallen.

In einer Pfanne mit schwerem Boden die Butter bei milder Hitze schmelzen, Champignons dazugeben, leicht salzen, 5 Minuten andünsten.

Die Suppe, die Hälfte der Champignons und Crème fraîche fein pürieren und durch ein Sieb streichen. Die restlichen Champignons unterrühren, mit Salz und Pfeffer abschmecken, nochmals kurz erhitzen und mit Petersilie garniert servieren.

Für eine ganz cremige Suppe alle Champignons pürieren. Die Suppe mit einem Sahne-Kräuter-Häubchen (S. 56) bereichern.

Empfehlenswert bei: Appetitlosigkeit, Schluckstörungen, Mundschleimhaut- und Speiseröhrenentzündung, Kalium- und Magnesiumbedarf

Pro Portion: 150 bzw. 100 kcal

Grießsuppe mit Lauch

Zutaten für 2 Portionen

Für eine Cremesuppe alles im Mixer fein pürieren und durch ein Sieb streichen.

2 EL feiner Weizenvollkorngrieß
500 ml Gemüsebrühe
1/4 TL Liebstöckel
1/2 TL Basilikum
1 gute Prise Muskat
1 Prise Piment
200 g Lauch, längs halbiert, feine Streifen
50 g Sellerie, kleine Würfel
4 EL Sahne
1 EL Petersilie, fein gehackt

Grieß unter Rühren kurz anrösten und mit Gemüsebrühe aufgießen. Die Suppe mit Liebstöckel, Basilikum, Muskat und Piment würzen und 10 Minuten leicht köcheln. Nicht zudecken, Suppe kocht leicht über. Lauch und Sellerie hinzufügen. Suppe zugedeckt noch 6 Minuten köcheln, bis die Gemüse weich sind. Sahne unter die Suppe rühren und mit Petersilie garniert servieren.

Empfehlenswert bei: Mundschleimhaut- und Speiseröhrenentzündung, Appetitlosigkeit, Schluckstörungen, Übelkeit

Pro Portion: 180 kcal

Hafercremesuppe

Zutaten für 2 Portionen

4 EL Haferflocken
500 ml Gemüsebrühe
1/2 TL Liebstöckel
1 Prise Muskat
1/2 EL Petersilie, fein gehackt

Haferflocken in einem kleinen Topf mit dickem Boden unter Rühren kurz anrösten, bis ein angenehmer Duft aufsteigt. Mit der Gemüsebrühe aufgießen, mit Liebstöckel und Muskat würzen. Zugedeckt auf kleiner Flamme 15 Minuten köcheln. Die Suppe im Mixer oder mit dem Mixstab fein pürieren und mit Petersilie garniert servieren.

Empfehlenswert bei: Appetitlosigkeit, Mundschleimhaut- und Speiseröhrenentzündung, Schluckstörungen, Übelkeit, Verstopfung, Magnesiumbedarf, Milchzuckerunverträglichkeit

Pro Portion: 100 kcal

Grießnockerlnsuppe

Zutaten für 4 Portionen

1/8 l Milch
30 g Butter
Salz
1 Prise Muskat
60 g Vollkorngrieß
2 Eier
1 1/4 l Gemüsebrühe
1 EL Schnittlauch, fein geschnitten

Milch mit Butter, Salz und Muskat zum Kochen bringen. Grieß einstreuen und unter Rühren einen dicken Grießbrei kochen. Topf vom Herd nehmen, 1 Ei in den heißen Brei rühren. Es muss eine glatte Masse entstehen. Die Masse etwas abkühlen lassen, das zweite Ei unterrühren.

Die Gemüsebrühe zum Kochen bringen. Mit einem Teelöffel Nockerln (Klöschen) abstechen. Die Nockerln in der schwach kochenden Gemüsebrühe 12 Minuten ziehen lassen. Mit Schnittlauch garniert servieren.

Empfehlenswert bei: Appetitlosigkeit, Schluckstörungen, Übelkeit, Magnesiumbedarf

Pro Portion: 210 kcal

Reis-Karotten-Suppe

Zutaten für 3 Portionen

700 ml Gemüsebrühe
50 g weißer Reis
1/2 TL Liebstöckel
100 g Karotten, 3 mm dünne Scheiben
1/2 EL Petersilie, fein gehackt

Gemüsebrühe mit Reis zum Kochen bringen und 20 Minuten zugedeckt köcheln. Mit Liebstöckel würzen, Karotten dazugeben, in 10 Minuten sehr weich kochen. Die Suppe im Mixer oder mit dem Mixstab pürieren. Mit Petersilie garnieren.

Empfehlenswert bei: Durchfall, Übelkeit, Milchzuckerunverträglichkeit

Pro Portion: 90 kcal

Gärtnerinnensuppe mit Kräutern

Zutaten für 3 Portionen

In diese Suppe kommen alle Kräuter, die der Garten zu bieten hat.

750 ml Gemüsebrühe
1EL Öl
1/2 Zwiebel, fein gehackt
1 Knoblauchzehe, fein gehackt
1 gute Prise Muskat
100 g Karotten, 3 mm dünne Scheibchen, große Karotten auch längs halbiert
50 g Kartoffel, sehr kleine Würfel
50 g Sellerie, kleine Würfel
100 g Broccoli, kleine Röschen
50 g Lauch, längs halbiert, 3 mm dünne Scheiben
50 g Erbsen
1/2 EL Petersilie, fein gehackt
1/2 EL Schnittlauch, fein geschnitten
1/2 EL Dill, fein gehackt
1 TL Liebstöckel, fein gehackt
1 TL Oregano, fein gehackt
1 TL Minze, fein gehackt

Gemüsebrühe mit Öl, Zwiebel, Knoblauch und Muskat zugedeckt zum Kochen bringen und 10 Minuten leicht köcheln. In dieser Zeit das Gemüse klein schneiden.

Brühe durch ein Sieb abgießen, die klare Suppe zurück in den Topf gießen und wieder zum Kochen bringen. Karotten, Kartoffel und Sellerie dazugeben, das Gemüse zugedeckt 5-7 Minuten leicht köcheln. Broccoli, Lauch und Erbsen hinzufügen und zugedeckt noch 5-7 Minuten köcheln. Die Gemüse sollen weich sein, aber noch einen leichten Biss haben.

Suppe vom Herd nehmen, die Kräuter unterrühren und sofort servieren.

Wer Lust auf Tomaten hat, gibt in den letzten Minuten eine Tomate, abgezogen und in kleine Würfel geschnitten, dazu.

Empfehlenswert bei: Appetitlosigkeit, Übelkeit, Magnesium- und Kaliumbedarf, Milchzuckerunverträglichkeit, Verstopfung

Pro Portion: 120 kcal

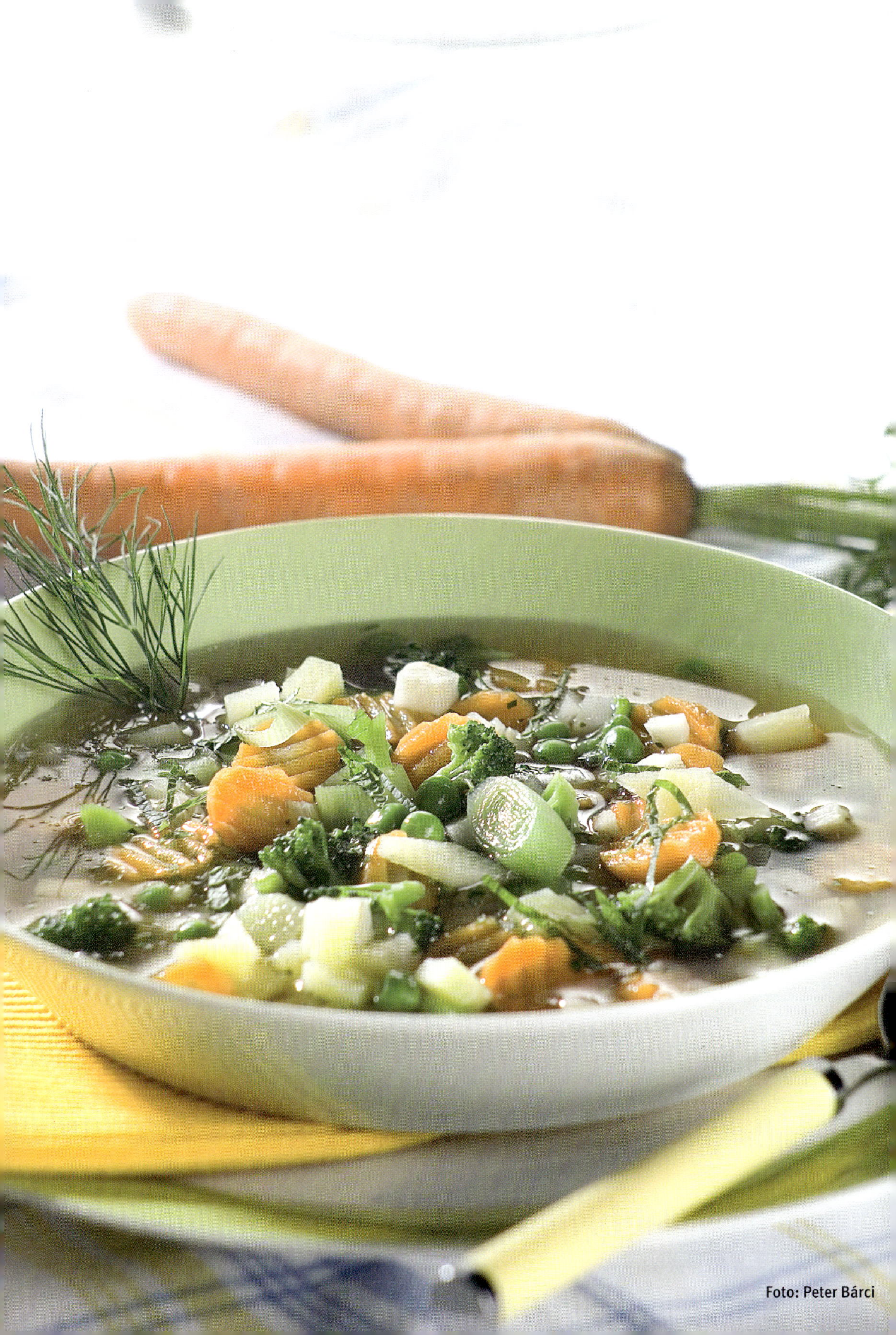

Foto: Peter Bárci

Sellerie-Kartoffel-Suppe mit Paprikacreme

Zutaten für 2 – 3 Portionen

Suppe:

1 EL Butter
1/2 Zwiebel, fein gehackt
1 Knoblauchzehe, fein gehackt
200 g Kartoffeln, kleine Würfel
100 g Sellerie, kleine Würfel
400 ml Gemüsebrühe
1 Prise Muskat
1/4TL Liebstöckel
1/4TL Thymian
1 Lorbeerblatt
3 EL Sahne
Salz
1 EL Petersilie, fein gehackt

Paprikacreme:

1 rote Paprikaschote
1 Prise Rosenpaprika
1 EL Crème fraîche
Salz

Die ganze Paprikaschote in reichlich kochendem Wasser in 20 Minuten weich kochen. Stängel und die Kerne entfernen. Das Paprikafleisch mit Rosenpaprika und Crème fraîche fein pürieren, durch ein Sieb streichen und salzen.

Für die Suppe Butter in einem Topf schmelzen. Zwiebeln und Knoblauch dazugeben und bei milder Hitze in 7 Minuten glasig dünsten, ab und zu umrühren. Die Zwiebeln dürfen nicht braun werden.

Kartoffeln und Sellerie dazugeben, unter Rühren 5 Minuten andünsten. Mit Gemüsebrühe aufgießen, mit Muskat, Liebstöckel, Thymian und Lorbeerblatt würzen und zugedeckt 15 Minuten köcheln, bis das Gemüse weich ist. Die Suppe mit Sahne fein pürieren, mit Salz abschmecken.

Empfehlenswert bei: Mundschleimhaut- und Speiseröhrenentzündung, Appetitlosigkeit, Schluckstörungen, Kalium- und Magnesiumbedarf, Verstopfung

Pro Portion: 280 bzw. 180 kcal

Blumenkohlcremesuppe

Zutaten für 2 – 3 Portionen

2 EL Haferflocken
250 ml Wasser
1 Gemüsesuppenwürfel
250 ml Milch
1/2 TL Liebstöckel
1/2 TL Basilikum
1 Prise Muskat
250 g Blumenkohl, Röschen
100 ml Sahne
Salz
1 EL Petersilie, fein gehackt

Haferflocken in einem kleinen beschichteten Topf unter Rühren kurz anrösten, mit Wasser aufgießen und mit Gemüsebrühe würzen. Zugedeckt 5 Minuten köcheln. Milch hinzufügen, mit Liebstöckel, Basilikum und Muskat würzen. Die Suppe zum Kochen bringen, Blumenkohl hinzufügen und zugedeckt 10 – 12 Minuten auf kleiner Flamme köcheln. (Vorsicht, Suppe kocht leicht über.) Der Blumenkohl soll weich sein, aber nicht zerfallen.

Suppe und Sahne im Mixer oder mit dem Mixstab fein pürieren. Mit Salz abschmecken und mit Petersilie garniert servieren.

Empfehlenswert bei: Mundschleimhaut- und Speiseröhrenentzündung, Appetitlosigkeit, Schluckstörungen, Kalium- und Magnesiumbedarf

Pro Portion: 310 bzw. 210 kcal

Mandelcreme zu Suppen

Zutaten für 4 – 6 Portionen

50 g Mandeln
125 ml Sahne
Salz
Pfeffer

Die Mandeln kurz in kochendes Wasser geben, in ein Sieb abgießen und abtropfen lassen. Die Haut der Mandeln abziehen und Mandeln mit Sahne im Mixer fein pürieren. Mit Salz und Pfeffer abschmecken.

Passt gut zu Kürbiscreme-, Spinat-Kartoffel- sowie Lauch-Grießcreme-Suppe.

Empfehlenswert bei: Mundschleimhaut- und Speiseröhrenentzündung, Schluckstörungen, Appetitlosigkeit, Kalium- und Magnesiumbedarf

Pro Portion: 175 bzw. 120 kcal

Erbsencremesuppe

Zutaten für 2 Portionen

Sehr gut auch mit etwas fein gehackter junger Minze.

1 EL Butter
1 kleine Zwiebel, fein gehackt
1 Knoblauchzehe, fein gehackt
250 ml Gemüsebrühe
50 g Kartoffeln, Scheiben
50 g Sellerie, kleine Würfel
250 ml Milch
1/4 Gemüsebrühwürfel
1/2 TL Liebstöckel
1 gute Prise Muskat
150 g junge, grüne Erbsen
50 ml Sahne
1/2 EL Petersilie, fein gehackt

Butter in einem kleinen Topf bei milder Hitze schmelzen. Zwiebeln und Knoblauch dazugeben und bei geringer Hitze 5 Minuten andünsten, ab und zu umrühren. Die Zwiebeln sollen glasig werden. Die Zwiebeln mit Gemüsebrühe aufgießen und zum Kochen bringen, Kartoffeln und Sellerie dazugeben, zugedeckt 8-10 Minuten leicht köcheln, bis die Gemüse weich sind. Suppe mit Milch aufgießen, mit Gemüsebrühwürfel, Liebstöckel und Muskat würzen, wieder zum Kochen bringen, Erbsen hinzufügen und im offenen Topf 3 Minuten köcheln. Die Erbsen sollen weich sein, aber noch einen guten Biss haben. Suppe mit Sahne pürieren, mit Petersilie garniert servieren.

Empfehlenswert bei: Mundschleimhaut- und Speiseröhrenentzündung, Schluckstörungen, Appetitlosigkeit, Kalium- und Magnesiumbedarf, Verstopfung

Pro Portion: 270 kcal

Grießsuppe

Zutaten für 2 Portionen

2 EL Vollkorngrieß
400 ml Gemüsebrühe
1/4 TL Liebstöckel
1 gute Prise Muskat
1/2 EL Petersilie, fein gehackt

In einem kleinen, hohen Topf mit dickem Boden den Grieß unter Rühren kurz anrösten. Grieß mit Gemüsebrühe aufgießen, mit Liebstöckel und Muskat würzen. Die Suppe ohne Deckel 10 Minuten leicht köcheln (zugedeckt kocht sie über). Mit Petersilie garniert servieren.

Empfehlenswert bei: Übelkeit, Mundschleimhaut- und Speiseröhrenentzündung, Appetitlosigkeit, Schluckstörungen, Verstopfung, Milchzuckerunverträglichkeit

Pro Portion: 50 kcal

Kartoffel-Käse-Cremesuppe

Zutaten für 2 – 3 Portionen

500 ml Gemüsebrühe
100 g Zwiebeln, gehackt
1 Knoblauchzehe, ganz
200 g Kartoffeln, Stücke
1 Prise Muskat
1 Prise Piment
1/2 TL Liebstöckel
60 ml Sahne
30 g Emmentaler, fein gerieben
70 g junger Gouda, gerieben
1 EL Schnittlauch, fein geschnitten

Gemüsebrühe zum Kochen bringen. Zwiebeln, Knoblauch und Kartoffeln hinzufügen. Mit Muskat, Piment und Liebstöckel würzen und zugedeckt 30 Minuten köcheln. Suppe mit Sahne und Käse im Mixer pürieren, nochmals kurz unter Rühren erhitzen, sofort vom Herd nehmen und weiterrühren, bis sich der Käse aufgelöst hat. Suppe mit Schnittlauch garniert sofort servieren.

Empfehlenswert bei: Mundschleimhaut- und Speiseröhrenentzündung, Schluckstörungen, Appetitlosigkeit, Kalium- und Magnesiumbedarf

Pro Portion: 410 bzw. 270 kcal

Kürbis-Tomaten-Cremesuppe

Zutaten für 2 – 3 Portionen

1 EL Butter
1/2 Zwiebel, fein gehackt
1 Knoblauchzehe, fein gehackt
1 Prise Piment
1 Prise Muskat
1 Prise Koriander
1 Prise Zimt
400 g Kürbis, große Stücke
300 g geschälte Tomaten, Stücke, oder geschälte Tomaten aus der Dose
300 ml Gemüsebrühe
80 g Crème fraîche
Salz
1/2 EL Petersilie, fein gehackt

Butter in einem Topf mit schwerem Boden schmelzen. Zwiebel und Knoblauch dazugeben und bei milder Hitze 7 Minuten glasig dünsten. Ab und zu umrühren. Piment, Muskat, Koriander und Zimt unterrühren, kurz erhitzen. Kürbis und Tomaten dazugeben, kurz andünsten. Mit Gemüsebrühe aufgießen und zugedeckt 20 Minuten köcheln, bis der Kürbis weich ist.

Die Suppe mit Crème fraîche im Mixer oder mit dem Mixstab pürieren, mit Salz abschmecken und mit Petersilie garnieren.

Empfehlenswert bei: Mundschleimhaut- und Speiseröhrenentzündung, Appetitlosigkeit, Schluckstörungen

Pro Portion: 200 bzw. 140 kcal

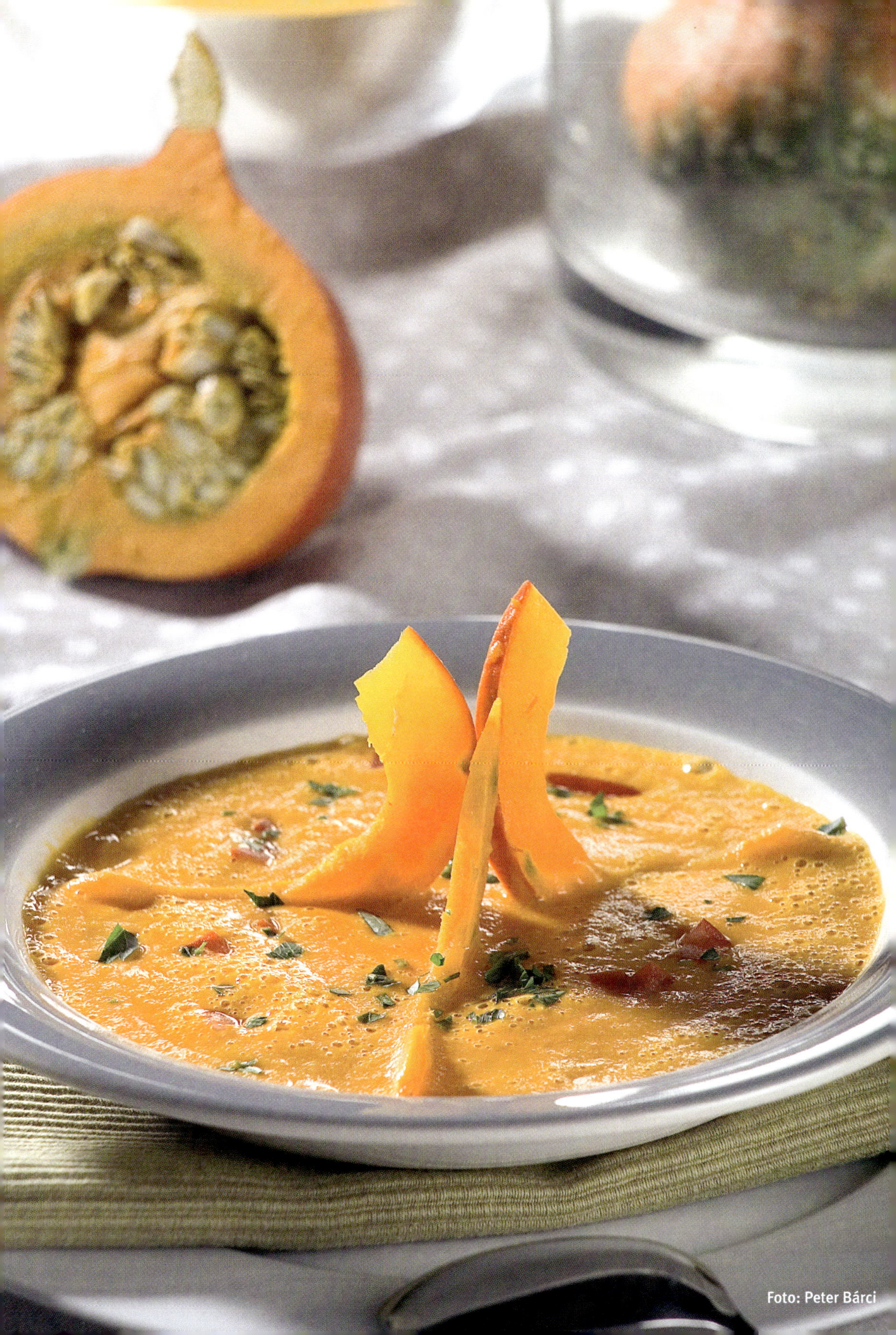
Foto: Peter Bárci

Bohnencremesuppe

Zutaten für 4 Portionen

Diese Suppe, mit einem Vollkornbrot genossen, liefert reichlich Kohlenhydrate und Ballaststoffe.

200 g weiße Bohnen, 6 Stunden eingeweicht
1 Zwiebel, fein gehackt
3 Knoblauchzehen, fein gehackt
2 EL Butter
1/2 TL Liebstöckel
1/2 TL Basilikum
1/2 TL Oregano
1 Prise Piment
1 Prise Muskat
1-2 Würfel Instant-Gemüsebrühe
50 g Karotten, dünne Scheiben
50 g Sellerie, kleine Würfel
100 ml Sahne
2 EL Petersilie, fein gehackt

Die eingeweichten Bohnen abgießen, in einem Sieb abtropfen lassen und mit 1 l kaltem Wasser, Zwiebel, Knoblauchzehen und Butter zum Kochen bringen. Zugedeckt in 1 – 1 1/2 Stunden sehr weich kochen (im Schnellkochtopf 30 Minuten).

Die Bohnen mit Liebstöckel, Basilikum, Oregano, Piment, Muskat und Gemüsebrühe würzen. Karotten und Sellerie hinzufügen. Zugedeckt 10 – 15 Minuten kochen, bis das Gemüse weich ist. Im Mixer oder mit dem Mixstab sehr fein pürieren und eventuell durch ein Sieb streichen. Die Sahne in die Suppe rühren, unter Rühren nochmals kurz erhitzen und mit Petersilie garniert servieren.

Empfehlenswert bei: Mundschleimhautentzündung, Schluckstörungen, Appetitlosigkeit, Verstopfung

Pro Portion: 320 kcal

Broccolicremesuppe

Zutaten für 3 Portionen

2 EL Weizenvollkornmehl, frisch gemahlen
1 kleine Zwiebel, fein gehackt
1 Knoblauchzehe, fein gehackt
750 ml Gemüsebrühe
300 g Broccoli, kleine Röschen
1/2 TL Liebstöckel
1 Prise Muskat
1/2 TL frischer Ingwer, fein geschnitten
100 ml Sahne
1/2 El Petersilie, fein gehackt
1 TL Basilikum, fein gehackt
1 TL Oregano, fein gehackt
1/2 TL Minze, fein gehackt
Salz
Pfeffer
6 EL Sauerrahm
einige ganze Blättchen Minze und Basilikum

Weizenvollkornmehl in einem kleinen Topf mit dickem Boden unter Rühren anrösten, bis ein angenehmer Geruch aufsteigt. Zwiebel und Knoblauch hinzufügen und unter Rühren 2 Minuten andünsten, mit Gemüsebrühe aufgießen. Damit das Vollkornmehl aufgeschlossen und gut verdaulich wird, die Suppe 15 Minuten köcheln.

Broccoli dazugeben, mit Liebstöckel, Muskat und Ingwer würzen. Die Suppe zugedeckt 8 – 10 Minuten köcheln, bis der Broccoli weich ist, aber trotzdem noch einen leichten Biss hat.

Im Mixer oder mit dem Mixstab fein pürieren. Sahne und frische Kräuter unterrühren, mit Salz und Pfeffer abschmecken und mit Sauerrahm und Kräutern garniert servieren.

Statt Broccoli eignet sich auch Karfiol (Blumenkohl).

Empfehlenswert bei: Mundschleimhaut- und Speiseröhrenentzündung, Appetitlosigkeit, Schluckstörungen, Kalium- und Magnesiumbedarf, Verstopfung

Pro Portion: 250 kcal

Roggen-Knoblauch-Suppe

Zutaten für 2 Portionen

Eine kräftige, appetitanregende, aber trotzdem milde Suppe.

2 EL feiner Roggenschrot
400 ml Gemüsebrühe
12 Knoblauchzehen, geschält
2 EL Sellerie, kleine Würfel
1 Prise Piment
1 Prise Muskat
1/2 TL Liebstöckel
1/4 TL Thymian
1/4 TL Ingwer, fein gerieben
4 EL Sahne
Salz
Pfeffer
1 EL Schnittlauch

In einem kleinen, hohen Topf mit dickem Boden Roggenschrot unter Rühren kurz anrösten, bis ein angenehmer Duft aufsteigt. Mit Gemüsebrühe aufgießen und mit dem Schneebesen glatt rühren. Ganze Knoblauchzehen, Sellerie, Piment, Muskat, Liebstöckel, Thymian und Ingwer hinzufügen. Zugedeckt 20 Minuten auf kleiner Flamme köcheln, bis die Knoblauchzehen ganz weich sind. Suppe mit Sahne im Mixer oder mit dem Mixstab pürieren. Mit Salz und Pfeffer abschmecken, mit Petersilie garniert servieren.

Empfehlenswert bei: Appetitlosigkeit, Schluckstörungen, Mundschleimhaut- und Speiseröhrenentzündung, Verstopfung, Magnesiumbedarf

Pro Portion: 200 kcal

Karotten-Sellerie-Cremesuppe

Zutaten für 3 Portionen

2 EL Weizenvollkornmehl, frisch gemahlen
1/2 Zwiebel, fein gehackt
750 ml Gemüsebrühe
150 g Karotten, 3 mm dünne Scheiben
50 g Sellerie, sehr kleine Würfel
1/2 TL Liebstöckel
1 Prise Muskat
100 ml Sahne
1 EL Schnittlauch, fein geschnitten
1/2 EL Petersilie, fein gehackt
Salz
Pfeffer

Das Gemüse klein schneiden um lange Garzeiten zu vermeiden.

In einem kleinen Topf mit dickem Boden das Weizenvollkornmehl unter Rühren kurz anrösten, bis ein angenehmer Geruch aufsteigt. Zwiebel unter das Mehl mischen, unter Rühren 2 Minuten dünsten. Mit Gemüsebrühe aufgießen. Damit das Vollkornmehl aufgeschlossen und gut verdaulich und die Suppe angenehm sämig wird, 15 Minuten im offenen Topf köcheln. Karotten und Sellerie hinzufügen. Die Suppe mit Liebstöckel und Muskat würzen und zugedeckt 5-10 Minuten köcheln, bis das Gemüse weich ist, aber noch einen Biss hat.

Im Mixer oder mit dem Mixstab fein pürieren, Sahne und frische Kräuter in die Suppe rühren, mit Salz und Pfeffer abschmecken.

Empfehlenswert bei: Mundschleimhaut- und Speiseröhrenentzündung, Appetitlosigkeit, Schluckstörungen

Pro Portion: 170 kcal

Roggen-Pilz-Cremesuppe

Zutaten für 2 – 3 Portionen

50 g Roggenschrot, fein gemahlen
1/2 Zwiebel, fein gebackt
1 Knoblauchzehe, fein gehackt
800 ml Gemüsebrühe
1 Prise Muskat
1 Prise Piment
1/2 TL Liebstöckel
1 EL Butter
200 g Champignons, Scheiben
Salz
100 ml Sahne
1 EL Petersilie, fein gehackt

In einem kleinen, hohen Topf mit schwerem Boden Roggenschrot unter Rühren kurz anrösten, bis ein angenehmer Duft aufsteigt. Zwiebel und Knoblauch dazugeben, unter Rühren kurz andünsten.

Mit der Gemüsebrühe aufgießen, mit dem Schneebesen gut verrühren und mit Muskat, Piment und Liebstöckel würzen. Die Suppe 15 Minuten zugedeckt leicht köcheln.

In einer kleinen Pfanne Butter bei milder Hitze schmelzen, Champignons hinzufügen, leicht salzen und zugedeckt 4 Minuten andünsten. Die Hälfte der Champignons, Sahne und die Roggensuppe im Mixer oder mit dem Mixstab fein pürieren. Die restlichen Champignonscheiben in die Suppe rühren. Die Suppe mit Salz abschmecken, nochmals kurz erhitzen und mit Petersilie garniert servieren.

Sie können auch alle Champignons fein püriert in die Suppe geben.

Empfehlenswert bei: Mundschleimhaut- und Speiseröhrenentzündung, Appetitlosigkeit, Schluckstörungen, Kalium- und Magnesiumbedarf, Verstopfung

Pro Portion: 330 bzw. 220 kcal

Winterliche Gemüsesuppe

Zutaten für 2 – 3 Portionen

1 EL Butter
1/2 Zwiebel, fein gehackt
500 ml Gemüsebrühe
1/4 TL Liebstöckel
1/4 TL Oregano
1/4 TL Basilikum

100 g Kartoffeln, kleine Würfel
50 g Karotten, dünne Scheiben
50 g Sellerie, kleine Würfel
100 g Rote Rüben (Bete), kleine Würfel
100 ml Sahne
1 EL Dill, fein gehackt

Mit einem Löffel Sahne oder Sauerrahm servieren.

Butter in einem Topf mit schwerem Boden bei milder Hitze schmelzen. Zwiebeln dazugeben und bei geringer Hitze 5 Minuten andünsten, ab und zu umrühren. Die Zwiebeln sollen glasig, aber nicht braun werden.

Zwiebeln mit Gemüsebrühe aufgießen, zum Kochen bringen, mit Liebstöckel, Oregano und Basilikum würzen. Das Gemüse hinzufügen und zugedeckt 10 – 12 Minuten kochen. Das Gemüse soll weich sein, darf aber nicht zerfallen. Die Suppe mit Sahne im Mixer oder mit dem Mixstab pürieren. Mit Dill garniert servieren.

Empfehlenswert bei: Mundschleimhaut- und Speiseröhrenentzündung, Schluckstörungen, Appetitlosigkeit, Kalium- und Magnesiumbedarf, Verstopfung

Pro Portion: 290 bzw. 190 kcal

Spinat-Kartoffel-Cremesuppe

Zutaten für 2 – 3 Portionen

Die Suppe schmeckt auch mit tiefgekühltem Spinat.

500 ml Gemüsebrühe
1/2 TL Basilikum
1/2 TL Oregano
1/2 TL Thymian
1 Prise Muskat
2 Knoblauchzehen
80 g Kartoffeln, große Stücke
100 g Blattspinat, geputzt gewogen oder tiefgekühlter Blattspinat
1 Prise abgeriebene Schale von 1 unbehandelten Zitrone
100 ml Sahne

Gemüsebrühe zum Kochen bringen und mit Basilikum, Oregano, Thymian und Muskat würzen. Knoblauch und Kartoffeln dazugeben, zugedeckt 20 Minuten kochen. Spinat unterrühren, mit Zitronenschale würzen und zugedeckt 2 Minuten köcheln. Die Suppe im Mixer mit 3 Esslöffeln Sahne pürieren. Die restliche Sahne steif schlagen, Suppe portionsweise mit Sahnehäubchen anrichten.

Empfehlenswert bei: Mundschleimhaut- und Speiseröhrenentzündung, Schluckstörungen, Appetitlosigkeit, Kalium- und Magnesiumbedarf

Pro Portion: 220 bzw. 140 kcal

Cremige Nudelgerichte

Nudeln mit Soße sind unkomplizierte Schnellgerichte. Auch wenig geübte Köche haben Erfolg mit einfachen, aber trotzdem ausgezeichneten Nudelspeisen. In nur 20 – 30 Minuten ist die Pasta fertig: Spagetti mit Broccoli-Gorgonzola-Soße, breite Vollkornnudeln mit Spinat-Sahne-Soße oder Makkaroni mit Paprikacreme, dazu gibt es reichlich geriebenen Parmesan.

Nudeln sind fast jedermanns Leibgericht, und da Nudeln mit viel milder Soße gut rutschen, stehen sie während der Therapie auf der Essenswunschliste ganz oben.

Ein Teller Vollkornnudeln, dazu sahnige Gemüsesoße, geriebener Käse und Salat – ein vollwertiges Essen, das Sie ausgewogen ernährt. Vollkornnudeln enthalten viele Kohlenhydrate. Diesen Vorteil nutzen auch Sportler, wenn sie vor dem Wettkampf mit einer großen Portion Nudeln nochmals kräftig Energie tanken. Aufbauendes Eiweiß erhalten Sie durch die hochwertige Eiweißkombination von Nudeln mit Sahne und Käse. Durch Gemüse oder Salatzugabe wird das Essen noch zusätzlich mit Vitaminen und Mineralstoffen angereichert. Auch die Verdauung kommt in Schwung, denn Nudelgerichte bestehen zum überwiegenden Teil aus ballaststoffreichen, pflanzlichen Zutaten. Fett, und damit mehr Kalorien, bringen Sahne und Käse auf den Teller.

Alle Gemüsesoßen schmecken auch fein püriert zu Nudeln.

Wenn Sie Tomaten vertragen, rühren Sie in Sahnesoßen auch 1 – 2 Esslöffel passierte Tomaten (aus dem Tetra-Pack).

Die leichte, und in diesen kleinen Mengen kaum spürbare, Säure der Tomaten regt den Appetit an. Frische Kräuter sollten sie großzügig verwenden, denn durch sie gewinnt jede Nudelsoße. Besonders durch die klassisch südliche Kombination von Basilikum, Oregano und Thymian.

Zucchini-Lauch-Creme

Zutaten für 2 – 3 Portionen

Passt auch zu Kartoffelgratin, Grießplätzchen oder Ofenkartoffeln.

200 ml Gemüsebrühe
1/4 TL Thymian
1/4 TL Oregano
100 g Lauch, längs halbiert, 1 cm dicke Scheiben
400 g Zucchini, 3 mm dünne Scheiben
80 g Crème fraîche
Pfeffer
Salz
2 EL Basilikum oder Petersilie, fein gehackt
60 g Parmesan, frisch gerieben

In einem kleinen flachen Topf die Gemüsebrühe zum Kochen bringen, mit Thymian und Oregano würzen. Lauch dazugeben und zugedeckt 6 Minuten leicht köcheln. Die Hälfte der Zucchini dazugeben, die Gemüse zugedeckt noch 2 – 3 Minuten köcheln.

Die gekochten Gemüse, Gemüsebrühe und Crème fraîche im Mixer oder mit dem Mixstab fein pürieren und durch ein Sieb streichen, mit Salz und Pfeffer abschmecken. Die restlichen Zucchini zugedeckt in einem Sieb über Wasserdampf in 2 – 3 Minuten knackig garen.

Zucchini und Basilikum unter die Soße mischen und mit Parmesan zu Pasta jeder Art reichen.

Empfehlenswert bei: Appetitlosigkeit, Schluckstörungen, Kalium- und Magnesiumbedarf

Pro Portion: 350 bzw. 230 kcal

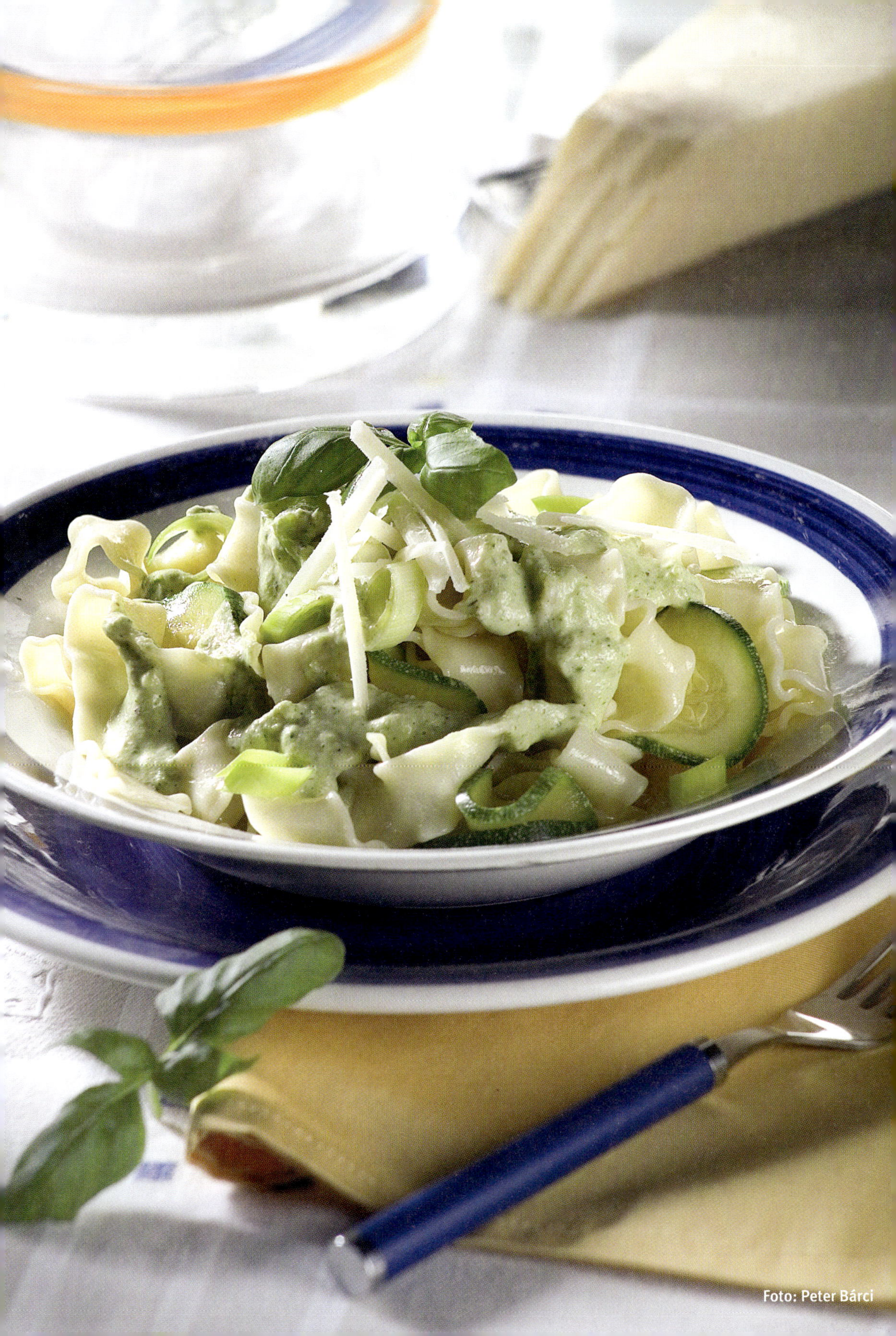

Foto: Peter Bárci

Grundrezept Nudeln

Zutaten für 1 Portion

500 ml Wasser
Salz
1 TL Öl
80 g Vollkornnudeln

Wasser mit Salz und Öl zum Kochen bringen. Nudeln in das sprudelnd kochende Wasser rühren und im geöffneten Topf, je nach Sorte, 8 – 10 Minuten al dente (mit Biss) kochen. Vollkornnudeln nicht zu lange kochen, sie werden sonst zu weich. Nudeln in ein Sieb abgießen, abtropfen lassen und mit der entsprechenden Soße servieren.

Empfehlenswert bei: Appetitlosigkeit, Schluckstörungen, Übelkeit, Verstopfung, Magnesiumbedarf, Milchzuckerunverträglichkeit

Pro Portion: 250 kcal

Broccoli-Gorgonzola-Soße

Zutaten für 2 – 3 Portionen

300 g Broccoli, sehr kleine Röschen
250 ml Sahne
200 g Gorgonzola,
Stücke
Pfeffer
Muskat

Broccoli über Wasserdampf zugedeckt in 8-10 Minuten garen. Die Sahne in einem kleinen Topf zum Kochen bringen und in 5 Minuten auf kleiner Flamme etwas einkochen. Den Käse unter die Sahne rühren und unter Rühren schmelzen. Mit Pfeffer und Muskat würzen und unter Rühren 3 Minuten köcheln. Broccoli hinzufügen, die Soße noch 2 Minuten köcheln.

Empfehlenswert bei: Schluckstörungen, Appetitlosigkeit, Kalium- und Magnesiumbedarf

Pro Portion: 810 bzw. 540 kcal

Paprika-Cremesoße

Zutaten für 2 – 3 Portionen

1 rote Paprikaschote
1 EL Butter
1 kleine Zwiebel, fein gehackt
1 Knoblauchzehe, fein gehackt
150 ml Gemüsebrühe
1/4 TL Oregano
60 g Creme fraîche
1 EL Basilikum, fein geschnitten
oder 1 EL Petersilie, fein gehackt
60 g Parmesan, frisch gerieben
einige ganze Basilikumblättchen

Eine besonders milde Soße mit einer appetitanregenden lachsroten Farbe.

In einem kleinen, hohen Topf reichlich Wasser zum Kochen bringen. Die ganze Paprikaschote ins kochende Wasser geben und zugedeckt in 20 Minuten weich kochen.

Während der Garzeit wird die Soßengrundlage zubereitet: Butter in einem kleinen, flachen Topf bei milder Hitze schmelzen. Zwiebeln und Knoblauch dazugeben, unter gelegentlichem Rühren bei milder Hitze 5 Minuten andünsten; die Zwiebeln sollen glasig, aber auf keinen Fall braun werden. Zwiebeln mit Gemüsebrühe aufgießen, mit Oregano würzen. Zugedeckt 15 Minuten köcheln, bis die Zwiebeln sehr weich sind.

Die Paprikaschote in einem Sieb abtropfen lassen, aufschneiden, Stielansatz und Kerne entfernen. In große Stücke schneiden und mit der Zwiebelsoße, und Crème fraîche im Mixer oder mit dem Mixstab fein pürieren. Durch ein Sieb streichen, mit Salz und Pfeffer abschmecken. Basilikum in die Soße rühren.

Die Soße mit ganzen Basilikumblättchen garnieren und mit Parmesan zu Makkaroni reichen. Sie schmeckt auch sehr gut zu Hirse oder Polenta.

Empfehlenswert bei: Appetitlosigkeit, Schluckstörungen, Mundschleimhaut- und Speiseröhrenentzündung, Magnesiumbedarf

Pro Portion: 310 bzw. 210 kcal

Pilz-Tomaten-Sugo

Zutaten für 3 Portionen

Vollkornnudeln gibt es in vielen Variationen.

1 EL Butter
1/2 EL Olivenöl
1/2 Zwiebel, fein gehackt
2 Knoblauchzehen, fein gehackt
1 EL Petersilie, fein gehackt
200 g Champignons, halbiert, feine Scheiben
Salz
Pfeffer
250 ml passierte Tomaten
1/4 TL Oregano
1/4 TL Basilikum
1/4 TL Thymian
50 ml Sahne
1 EL frische Kräuter, fein gehackt (Basilikum, Oregano)
60 g Parmesan, frisch gerieben

Butter mit Öl in einem kleinen Topf bei milder Hitze schmelzen. Zwiebeln und Knoblauch hinzufügen und in 7 Minuten bei schwacher Hitze glasig dünsten. Ab und zu umrühren. Die Zwiebeln dürfen nicht braun werden. Petersilie hinzufügen, kurz andünsten. Champignons unterrühren, leicht salzen und pfeffern. 5 Minuten andünsten, ab und zu umrühren.

Die Pilze mit passierten Tomaten aufgießen. Die Soße mit Oregano, Basilikum und Thymian würzen und zugedeckt 8 Minuten leicht köcheln. Sahne unterrühren.

Die Soße kurz etwas einkochen lassen, vom Herd nehmen und die frischen Kräuter unterrühren. Die Soße mit geriebenem Parmesan zu Vollkornnudeln reichen.

Empfehlenswert bei: Schluckstörungen, Appetitlosigkeit, Kalium- und Magnesiumbedarf

Pro Portion: 210 kcal

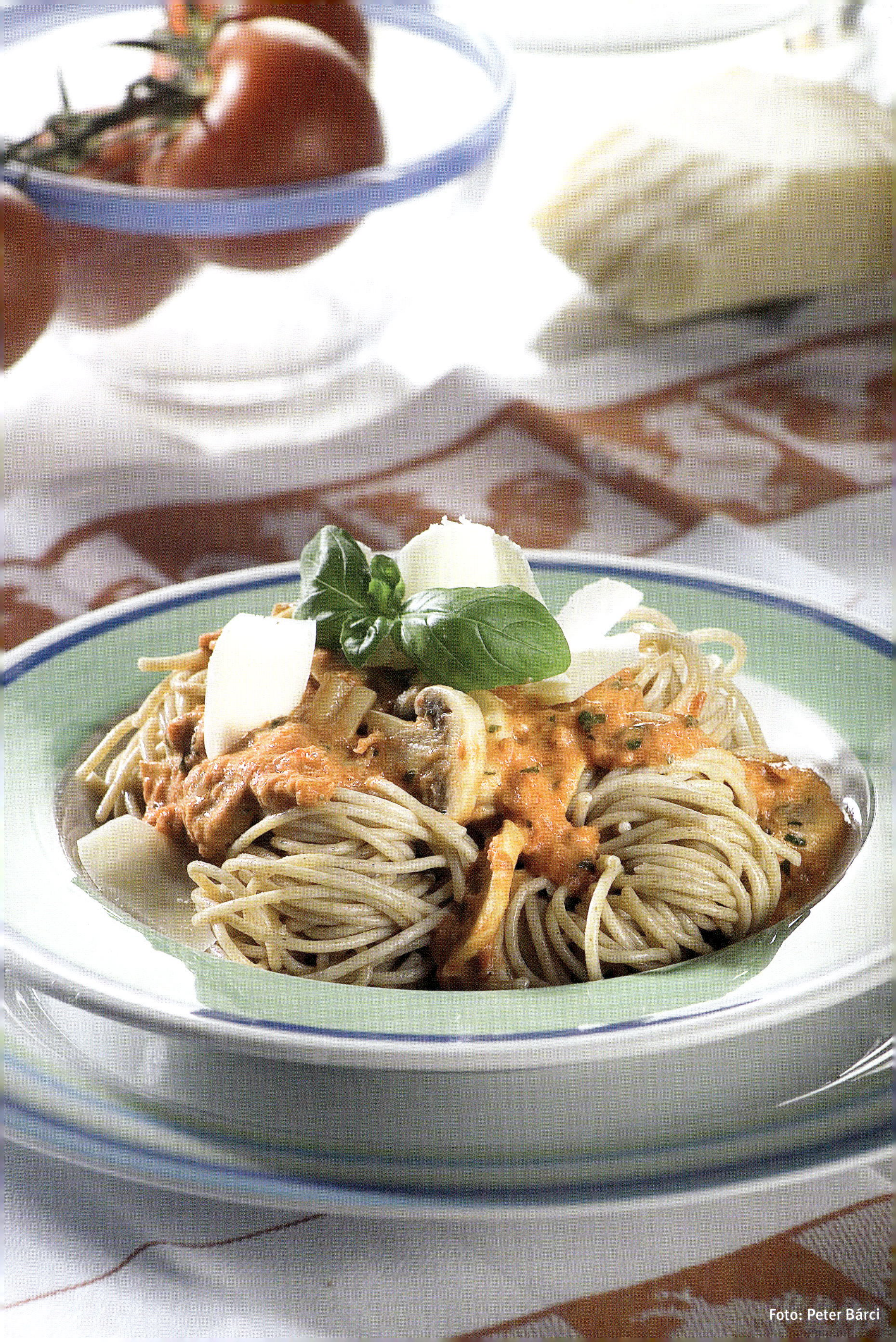

Foto: Peter Bárci

Spinat-Sahnesoße

Zutaten für 2 Portionen

Tiefgekühlten Spinat in Stücke schneiden und mit etwas Butter andünsten, bis er ganz aufgetaut ist.

1 EL Butter
1 kleine Zwiebel, fein gehackt
1 Knoblauchzehe, fein gehackt
2 EL Petersilie
150 ml Gemüsebrühe
1/4 TL Basilikum
1 Prise Thymian
1 Prise Muskat
2 EL Crème fraîche
150 ml Sahne
300 g Spinat
Salz
Pfeffer
60 g Parmesan, frisch gerieben

Butter in einem kleinen Topf schmelzen. Zwiebel und Knoblauch dazugeben, bei milder Hitze einige Minuten andünsten. Wichtig: Die Zwiebeln dürfen nicht braun werden. Petersilie unterrühren, kurz mitdünsten.

Die Zwiebeln mit der Gemüsebrühe aufgießen und mit Basilikum, Thymian und Muskat würzen. Zugedeckt 15 Minuten köcheln, bis die Zwiebeln gut weich sind. Mit Crème fraîche und Sahne im Mixer oder mit dem Mixstab fein pürieren.

In der Kochzeit der Soße den Spinat zubereiten: Den tropfnassen Spinat mit etwas Salz in einem geschlossenen Topf bei mäßiger Hitze in 3 Minuten zusammenfallen und dann in einem Sieb abtropfen lassen, in kleine Stücke schneiden.

Die Soße nochmals erhitzen, mit Salz und Pfeffer abschmecken und noch 2 – 3 Minuten einköcheln. Spinat in die Soße rühren, kurz erhitzen.

Spinat-Sahne-Soße und Parmesan zu Vollkornnudeln reichen. Die Soße schmeckt auch zu Hirse, Kartoffelbrei oder Polenta.

Empfehlenswert bei: Schluckstörungen, Appetitlosigkeit, Kalium- und Magnesiumbedarf

Pro Portion: 490 kcal

Broccoli-Kräuter-Soße

Zutaten für 2 – 3 Portionen

250 ml Gemüsebrühe
1/4 TL Liebstöckel
1 Prise Muskat
1 Prise abgeriebene Schale von
1 unbehandelten Zitrone
300 g Broccoli, kleine Röschen
70 g Crème fraîche
Pfeffer
Salz
1 EL Schnittlauch, fein geschnitten
2 EL gemischte frische Kräuter
(Basilikum, Oregano, Thymian,
Minze oder Petersilie)
60 g Parmesan, frisch gerieben

Die Soße schmeckt auch zu Kartoffeln, Hirse, Reis und Polenta.

Gemüsebrühe in einem kleinen, flachen Topf zum Kochen bringen, mit Liebstöckel, Muskat und Zitronenschale würzen. Broccoli dazugeben und zugedeckt 7 – 8 Minuten leicht köcheln. Der Broccoli soll weich sein, aber noch einen Biss haben.

Ein Drittel der Broccoliröschen mit einem Schaumlöffel aus dem Topf nehmen, beiseite stellen. Den restlichen Broccoli zugedeckt noch 2 Minuten köcheln und dann mit der Kochflüssigkeit und Crème fraîche im Mixer oder mit dem Mixstab fein pürieren. Mit Pfeffer und Salz abschmecken.

Kräuter und den beiseite gestellten Broccoli untermischen. Die Soße mit ein paar besonders schönen Broccoliröschen und einigen Kräuterblättchen garnieren und mit geriebenem Parmesan zu Spagetti reichen.

Empfehlenswert bei: Appetitlosigkeit, Mundschleimhaut- und Speiseröhrenentzündung, Schluckstörungen, Kaliumbedarf

Pro Portion: 340 bzw. 230 kcal

Spinat-Gnocchi

Zutaten für 2 Portionen

Zu Gnocchi passen auch Paprika- oder Tomatensoße.

150 g frischer Ricotta oder Topfen (Quark)
50 g Weizenvollkornmehl, fein gemahlen
Salz
1 Prise Muskat
80 g Parmesan, frisch gerieben
1 Ei
1 Eigelb
100 g Spinat
2 EL Butter
1 TL Petersilie oder Basilikum

Ricotta oder Topfen in einem Sieb gut abtropfen lassen. Durch ein feines Sieb streichen und mit Mehl, Salz, Muskat und 40 g Parmesan zu einer glatten Masse verrühren. Ei und Eigelb verquirlen und nach und nach unter die Topfenmasse rühren, bis ein glatter, fester Teig entsteht. Abgetropften Spinat mit etwas Salz zugedeckt bei guter Hitze in 2 Minuten zusammenfallen lassen, leicht ausdrücken, fein hacken und unter die Topfenmasse rühren. Mit 2 Teelöffeln kleine Gnocchi abstechen und in leicht kochendem Salzwasser 6 Minuten ziehen lassen.

Gnocchi mit dem Schaumlöffel aus dem Wasser heben, mit Butter vermischen und mit dem restlichen Parmesan und Petersilie bestreut servieren. Oder die Gnocchi in eine feuerfeste Form geben und mit dem restlichen Käse kurz überbacken.

Empfehlenswert bei: Schluckstörungen, Appetitlosigkeit

Pro Portion: 540 bzw. 360 kcal

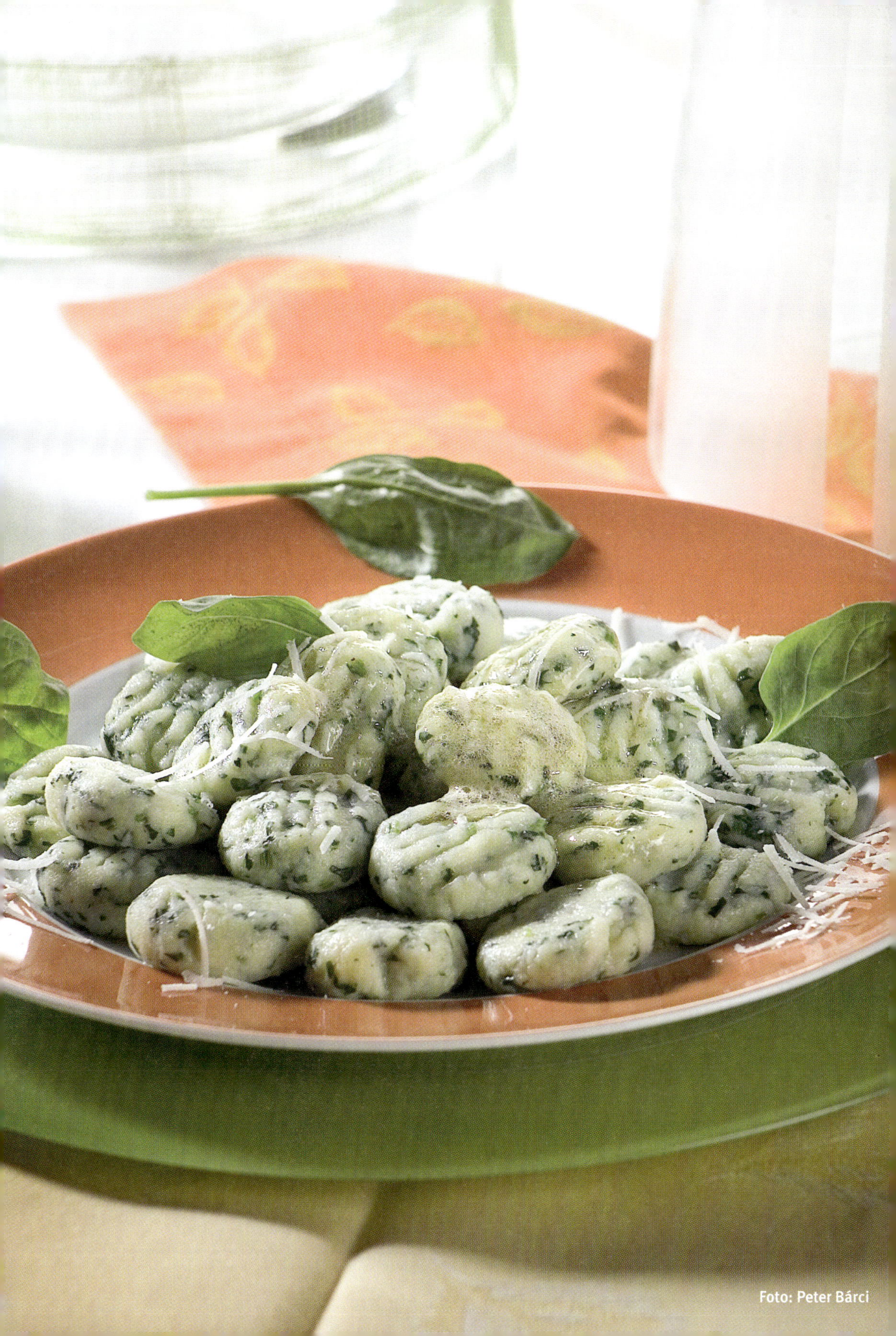
Foto: Peter Bárci

Tomaten-Zucchini-Sugo

Zutaten für 2 Portionen

3 EL Olivenöl
1/2 Zwiebel, fein gehackt
2 Knoblauchzehen, fein gehackt
1 EL Karotten, kleine Würfel
1 EL Sellerie, kleine Würfel
500 g Tomaten, Stücke
1/2 TL Oregano
Pfeffer
Salz
300 g Zucchini, kleine Würfel
1 EL Basilikum oder Petersilie, fein gehackt

Öl in einem flachen Topf erhitzen. Zwiebeln, Knoblauch, Karotten und Sellerie 7 Minuten andünsten, ab und zu umrühren. Tomaten und Oregano hinzufügen, mit Pfeffer und Salz würzen. Zugedeckt weitere 15 Minuten zu einer dicken Soße einkochen. Die Soße im Mixer pürieren und durch ein feines Sieb streichen. Zucchini in einem Siebeinsatz über Wasserdampf zugedeckt 5 Minuten bissfest garen. Zucchini und Basilikum unter die Tomatensoße rühren. Die Soße zu den Spagetti reichen.

Empfehlenswert bei: Appetitlosigkeit, Schluckstörungen, Kalium- und Magnesiumbedarf, Milchzuckerunverträglichkeit

Pro Portion: 250 kcal

Mit viel Soße – Gemüse

Um Gemüse mit einem optimalen Gehalt an Vitaminen und Mineralstoffen auf den Tisch zu bringen, gibt es zwei einfache Kochmethoden: Garen über Wasserdampf und Dünsten.

Das schonende Garen von Gemüse über Wasserdampf bewahrt das feine Eigenaroma und die frischen Farben. Es eignen sich alle Gemüsesorten, außer Auberginen. Gedämpftes Gemüse gelingt auch Kochanfängern und Ungeübten, denn beim Dämpfen kann nichts anbrennen.

Karotten, Zucchini und Broccoli aus dem Dampf stehen nach 8-10 Minuten auf dem Tisch. Würzige Soßen machen diese Gemüsegerichte saftig und leicht schluckbar. Und noch ein praktischer Tipp: Die Soßen werden im Voraus zubereitet und portionsweise eingefroren. Die Hauptsache: das Gemüse kommt frisch gekocht auf den Tisch. Sie werden überrascht sein, wie sehr Sie diese Gerichte ansprechen.

Für das Garen über Wasserdampf benötigt man einen Topf mit gut schließendem Deckel und einen Siebeinsatz aus Metall. Besonders preisgünstig und überall erhältlich sind Metalleinsätze, die sich fächerförmig ausbreiten und jeder Topfgröße anpassen. Das Garen über Wasserdampf ist nicht zu verwechseln mit dem Kochen im Schnellkochtopf. Kochen unter Druck schadet zartem Gemüse, sie werden schnell zu weich, verlieren ihr Aroma und die schöne Farbe.

Soßenreiche Gemüsegerichte werden zeitsparend in einem Topf gedünstet. Auch geschmacklich hat das Dünsten seinen Reiz. Der Gemüsesaft verbindet sich mit Sahne, Crème fraîche, Kräutern und Gewürzen zu cremigen Soßen. Die Kochzeiten sind kurz bei dieser Methode, mit der immer neue Gerichte auf dem Speiseplan stehen. So sind z. B. Kohlrabis in sämiger Dillsauce in 15 Minuten fertig. Die geringe Hitzezufuhr beim Dünsten schont die empfindlichen Vitamine. Und wichtige Inhaltsstoffe, die aus dem Gemüse in die Soße wandern, werden mitgegessen.

Gemüse einfach über Dampf garen oder im eigenen Saft kochen.

Damit das Dünsten bei geringer Hitze funktioniert, braucht man einen Topf mit dickem, gleichmäßig wärmeleitendem Boden und gut schließendem Deckel, der verhindert, dass die Garflüssigkeit verdampft.

Die wichtigste Voraussetzung für das schnelle und schonende Dämpfen und Dünsten: Die Gemüse müssen ihrer Garzeit entsprechend gleichmäßig klein geschnitten werden. Dämpft man verschiedene Gemüsesorten miteinander, so werden harte Gemüse wie Karotten in dünnere Scheiben geschnitten als weiche Gemüse wie z. B. Zucchini.

Gurkengemüse in Rahmsoße

Zutaten für 2 – 3 Portionen

1 1/2 EL Roggenmehl, fein gemahlen
300 ml Gemüsebrühe
1 EL Butter
400 g Gurken, längs halbiert, dünne Scheiben
100 g Sauerrahm
Salz
Pfeffer
1 EL Dill, fein gehackt

Roggenmehl in einem kleinen Topf unter Rühren kurz anrösten, bis ein angenehmer Duft aufsteigt. Mit Gemüsebrühe aufgießen, die Flüssigkeit mit dem Schneebesen glatt rühren. Im offenen Topf 15 Minuten zu einer sämigen Soße köcheln lassen. Ab und zu umrühren und darauf achten, dass die Soße nicht ansetzt.

Während die Roggencreme köchelt, die Gurken zubereiten. In einem kleinen, flachen Topf die Butter bei milder Hitze schmelzen, Gurkenscheiben dazugeben, leicht salzen, unter Rühren 3 Minuten andünsten, dann im geschlossenen Topf bei milder Hitze noch etwa 7 Minuten dünsten.

Die Roggensoße mit Sauerrahm im Mixer oder mit dem Mixstab vermischen, zu den Gurken geben, das Gemüse noch 2 Minuten köcheln, mit Salz und Pfeffer abschmecken. Gemüse vom Feuer nehmen, Dill unterrühren und sofort servieren.

Dazu Hirse, Kartoffelbrei, Polenta, Reis oder Ofenkartoffeln reichen.

Empfehlenswert bei: Appetitlosigkeit, Schluckstörungen

Pro Portion: 200 bzw. 130 kcal

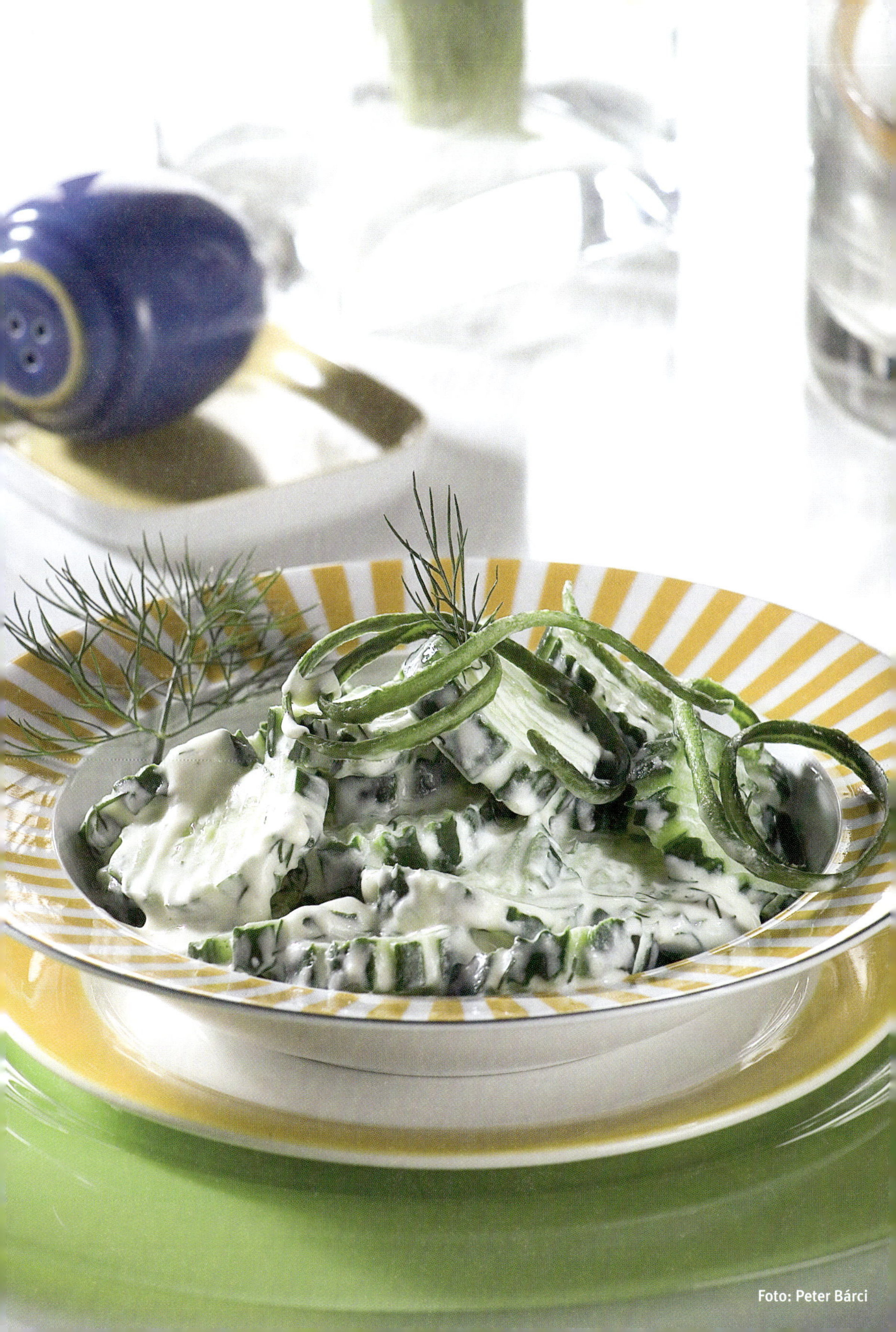

Foto: Peter Bárci

Gemüsesalate aus gedämpftem Gemüse sind rasch und einfach zubereitet.

Karotten, Zucchini und Broccoli aus dem Dampf

Zutaten für 2 Portionen

2 Wirsingblätter
100 g Karotten, 1/2 cm dicke Scheiben
100 g Zucchini, 1 cm dicke Scheiben
100 g Broccoli, kleine Röschen

Die Gemüse wird in einem Siebeinsatz über Dampf gegart. Wichtig: Das Wasser darf den Siebeinsatz nicht berühren. Wirsingblätter auf den Boden des Siebeinsatzes legen. Gemüse darauf verteilen. In einem Kochtopf etwas Wasser zum Kochen bringen. Den Siebeinsatz in den Topf stellen. Gemüse zugedeckt 8-10 Minuten garen. Das Gemüse sollte weich sein, aber noch einen leichten Biss haben.

Karotten, Zucchini und Broccoli auf den Wirsingblättern anrichten. Die Kräutersauce (S. 95) zum Gemüse reichen.

Empfehlenswert bei: Appetitlosigkeit, Schluckstörungen, Übelkeit, Milchzuckerunverträglichkeit, Kalium- und Magnesiumbedarf

Pro Portion: 50 kcal

Kohlrabi in Dillsoße

Zutaten für 2 Portionen

300 g junge, zarte Kohlrabis
1/4 l Gemüsebrühe
80 g Kartoffeln, kleine Würfel
1 Prise Muskat
1/4 TL Basilikum
1 Prise abgeriebene Schale von
1 unbehandelten Zitrone
4 EL Sahne , Pfeffer, Salz
1 EL Dill, fein gehackt

100 g Kohlrabi in kleine Würfel schneiden. Die Hälfte der Gemüsebrühe zum Kochen bringen. Kohlrabi- und Kartoffelwürfel dazugeben, mit Muskat, Basilikum und Zitronenschale würzen. Gemüse zugedeckt in 7 – 9 Minuten weich köcheln, dann mit dem Mixstab fein pürieren.

200 g Kohlrabi in 3 mm dünne Scheiben schneiden. Restliche Gemüsebrühe und Sahne zum Kochen bringen, die Kohlrabischeiben hinzufügen und zugedeckt 4 – 5 Minuten köcheln. Die Kohlrabis sollen noch einen Biss haben. Die pürierte Gemüsesoße unter die Kohlrabi rühren, mit Pfeffer und Salz abschmecken, vom Herd nehmen und Dill unterrühren.

Empfehlenswert bei: Appetitlosigkeit, Schluckstörungen, Kalium- und Magnesiumbedarf, Mundschleimhaut- und Speiseröhrenentzündung

Pro Portion: 130 kcal

Kräutersoße zu Gemüse

Zutaten für 2 Portionen

1 EL Butter
1/2 Zwiebel, fein gehackt
1 Knoblauchzehe, fein gehackt
1 Bund Petersilie, fein gehackt
80 g Sellerie, kleine Würfel
200 ml Gemüsebrühe
1/4 TL Liebstöckel
1/4 TL Basilikum
1/4 TL Thymian
1 Prise Muskat
1 Prise abgeriebene Schale von 1 unbehandelten Zitrone
3 EL Crème fraîche
2 EL Weißwein
Pfeffer
Salz

Butter in einem kleinen Topf schmelzen. Zwiebel und Knoblauch unter Rühren 5 Minuten in der Butter andünsten. Die Zwiebeln sollen glasig, aber nicht braun werden. Die Hälfte der Petersilie und die Selleriewürfel unterrühren, salzen, 2 Minuten mitdünsten. Mit Gemüsebrühe aufgießen, mit Liebstöckel, Basilikum, Thymian und Muskat würzen und etwa 15 Minuten leicht köcheln. Der Sellerie soll weich sein, aber noch einen leichten Biss haben.

Sellerie und Kochflüssigkeit mit der restlichen Petersilie, Zitronenschale, Crème fraîche und Weißwein im Mixer oder mit dem Mixstab fein pürieren. Soße mit Pfeffer und Salz abschmecken.

Zu gedämpftem Gemüse, aber auch zu Kartoffelgerichten reichen.

Bei Mundschleimhautentzündung den Weißwein weglassen.

Empfehlenswert bei: Appetitlosigkeit, Schluckstörungen, Mundschleimhaut- und Speiseröhrenentzündung

Pro Portion: 60 kcal

Paprikagemüse in Tomatensoße

Zutaten für 2 – 3 Portionen

2 große, rote Paprika
3 EL Olivenöl
1 Zwiebel, fein gehackt
3 Knoblauchzehen, fein gehackt
1/2 TL Cumin (Kreuzkümmel)
1/4 TL Koriander
500 g Tomaten, Stücke
1/4 TL Rosenpaprika
Salz
Pfeffer
1 EL Petersilie oder frischer Koriander, fein gehackt

Damit sich die Haut der Paprikaschoten leicht abziehen lässt, die ganzen Schoten im vorgeheizten Backofen auf dem Rost in 20 Minuten bei guter Hitze backen. Die Paprikaschoten einmal umdrehen. Sie sind gar, wenn ihre Haut Blasen wirft und sich braun verfärbt. Die Haut abziehen, Stielansatz und Kerne entfernen und in dünne Streifen schneiden.

In einer großen Pfanne das Öl erhitzen. Zwiebeln und Knoblauch dazugeben, bei milder Hitze 10 Minuten andünsten, ab und zu umrühren. Die Zwiebeln dürfen nicht braun werden. Cumin und Koriander hinzufügen und kurz mit erhitzen. Tomaten unterrühren, mit Rosenpaprika, Salz und Pfeffer würzen. Zugedeckt in 15 Minuten zu einer dicken Soße köcheln.

Tomaten im Mixer oder mit dem Mixstab pürieren und durch ein feines Sieb streichen. Mit den Paprikastreifen zurück in die Pfanne geben. Nochmals kurz erhitzen und mit Petersilie garniert servieren.

Zu Reis, Hirse, Kartoffelbrei oder Polenta servieren. Oder mit Basilikum, Oregano und Thymian würzen und zu Spagetti reichen.

Empfehlenswert bei: Appetitlosigkeit, Schluckstörungen, Kaliumbedarf, Milchzuckerunverträglichkeit

Pro Portion: 240 bzw. 160 kcal

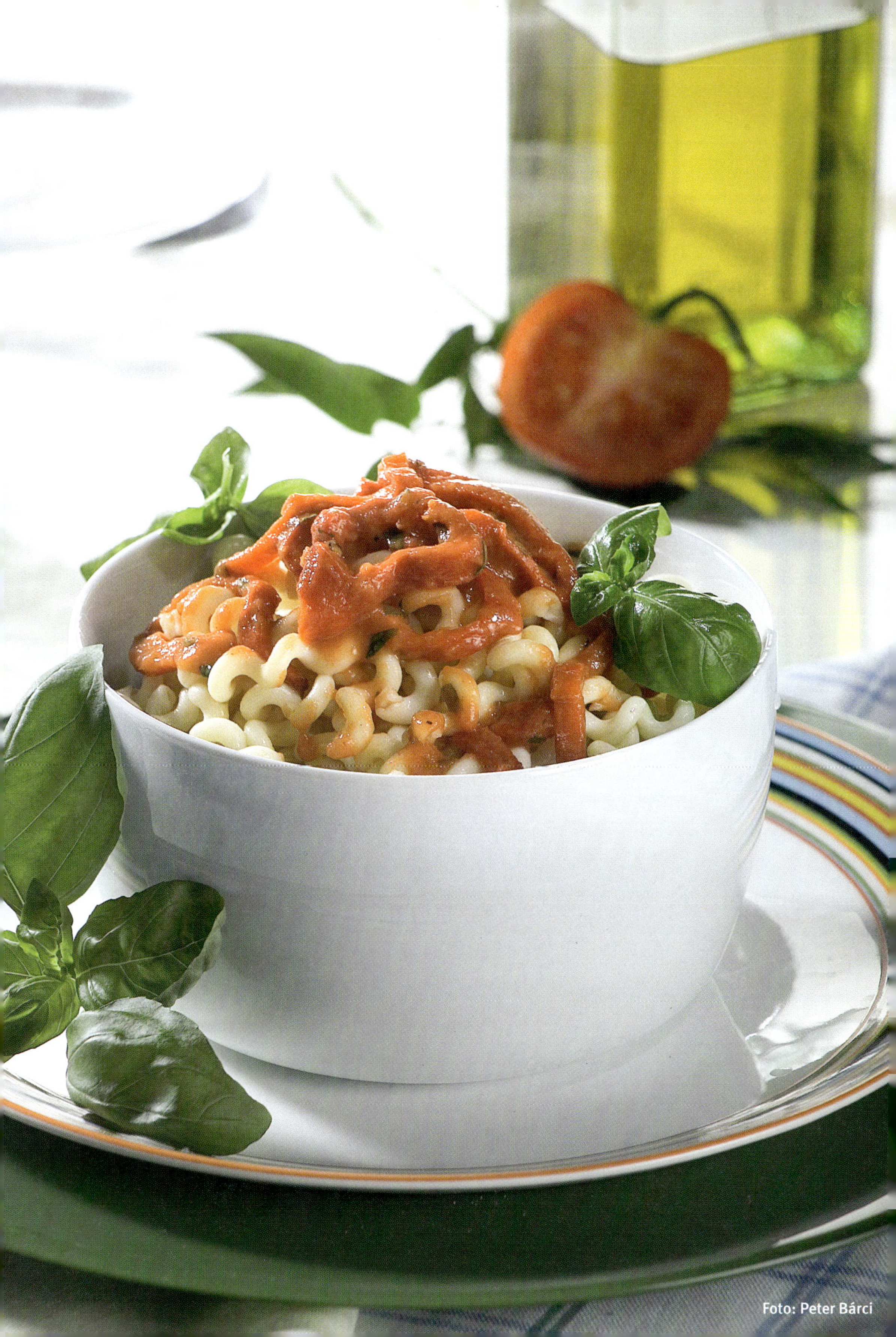
Foto: Peter Bárci

Spinat in indischer Mandelsoße

Zutaten für 2 – 3 Portionen

Schmeckt vorzüglich mit einer Prise Chili gewürzt.

Mandelsoße:

2 EL Öl
1 kleine Zwiebel, fein gehackt
2 Knoblauchzehen, fein gehackt
1/4 TL Cumin (Kreuzkümmel)
1/4 TL Koriander
1/4 TL Curcuma (Gelbwurz)
1 Prise Kardamom
1 Prise Zimt
250 ml Gemüsebrühe
abgeriebene Schale von
1/4 unbehandelte Zitrone
100 ml Sahne
1 EL Mandelmus

Blattspinat:

500 g Spinat oder
1 Paket tiefgekühlter Blattspinat (300 g)
Salz
1 EL Öl

Öl in einer Pfanne erhitzen. Zwiebeln und Knoblauch darin in 10 Minuten glasig dünsten, ab und zu umrühren. Cumin, Koriander, Curcuma, Kardamom und Zimt unterrühren und kurz mit erhitzen. Mit Gemüsebrühe aufgießen, mit Zitronenschale würzen und zugedeckt 10 Minuten köcheln. Mit der Sahne aufgießen und noch 1 Minute leicht kochen. Soße mit Mandelmus im Mixer fein pürieren.

Den abgetropften Spinat mit etwas Salz in einen großen Topf geben, zugedeckt bei guter Hitze in ca. 2 Minuten zusammenfallen und in einem Sieb abtropfen lassen. (Dieser Garvorgang entfällt bei tiefgekühltem Blattspinat, der angetaut weiterverwendet wird).

In einer Pfanne das Öl erhitzen, Spinat unter Rühren einige Minuten andünsten, leicht salzen. Mit der Mandelsoße aufgießen. Das Spinatcurry unter Rühren 2 Minuten köcheln. Mit Salz abschmecken.

Dazu Naturreis, Kartoffelbrei oder Hirse reichen.

Empfehlenswert bei: Appetitlosigkeit, Schluckstörungen, Kalium- und Magnesiumbedarf

Pro Person: 320 bzw. 220 kcal

Käse-Wein-Soße zu Gemüse

Zutaten für 2 Portionen

1 EL Weizenvollkornmehl, fein gemahlen
1 EL Zwiebeln, fein gehackt
1 EL Petersilie, fein gehackt
200 ml Gemüsebrühe
125 ml trockener Weißwein
150 ml Sahne
100 g Emmentaler, fein gerieben
1 Prise Muskat
Salz
Pfeffer

Weizenmehl in einem kleinen Topf kurz unter Rühren anrösten. Zwiebeln und Petersilie dazugeben, kurz unter Rühren andünsten. Gemüsebrühe mit dem Schneebesen unterrühren, die Flüssigkeit 7 Minuten im offenen Topf köcheln. Wein hinzufügen, die Flüssigkeit unter Rühren auf 5 Esslöffel einkochen. Sahne dazugeben und zum Kochen bringen. Käse in die Soße rühren und unter ständigem Rühren kurz köcheln, bis der Käse geschmolzen ist. Sofort servieren.

Empfehlenswert bei: Appetitlosigkeit, Schluckstörungen.

Pro Portion: 520 kcal

Zartgrüne Erbsensoße zu Gemüse

Zutaten für 2 Portionen

200 ml Gemüsebrühe
150 g junge, grüne Erbsen
abgeriebene Schale von 1/4 unbehandelten Zitrone
1 Prise Muskat
1/4 TL Liebstöckel
2-3 EL Crème fraîche oder Sahne
1/2 TL frische Minze

Gemüsebrühe zum Kochen bringen. Erbsen, abgeriebene Zitronenschale, Muskat und Liebstöckel hinzufügen. Zugedeckt 3 – 5 Minuten köcheln. Mit Crème fraîche im Mixer oder mit dem Mixstab pürieren. Die Soße nochmals kurz erhitzen und mit Minze garniert servieren.

Empfehlenswert bei: Appetitlosigkeit, Mundschleimhaut- und Speiseröhrenentzündung, Schluckstörungen, Kalium- und Magnesiumbedarf

Pro Portion: 140 kcal

Frische Minze regt den Appetit an und gibt dem Essen eine leichte Note.

Blumenkohl mit Käse-Wein-Soße überbacken

Zutaten für 2 Portionen

Alle Gemüse-gerichte können auch püriert werden.

300 g Blumenkohl, kleine Röschen
1 TL Butter
1 Rezept Käse-Wein-Soße (S. 99)
50 g Emmentaler, frisch gerieben

Blumenkohl zugedeckt über Wasserdampf bissfest garen. Eine kleine Auflaufform mit Butter ausstreichen. Blumenkohlröschen in einer Schicht in die Form geben. Mit Käsesoße begießen und mit Käse und Butterflöckchen bestreuen. Im vorgeheizten Ofen bei mittlerer Hitze 15 Minuten überbacken.

Empfehlenswert bei: Appetitlosigkeit, Schluckstörungen, Kalium- und Magnesiumbedarf

Pro Portion: 710 kcal

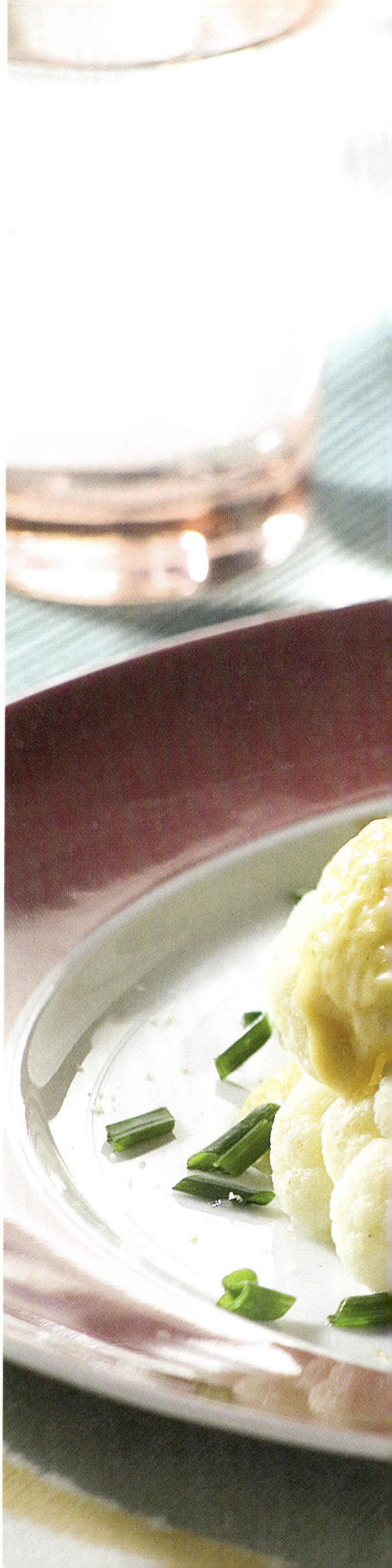

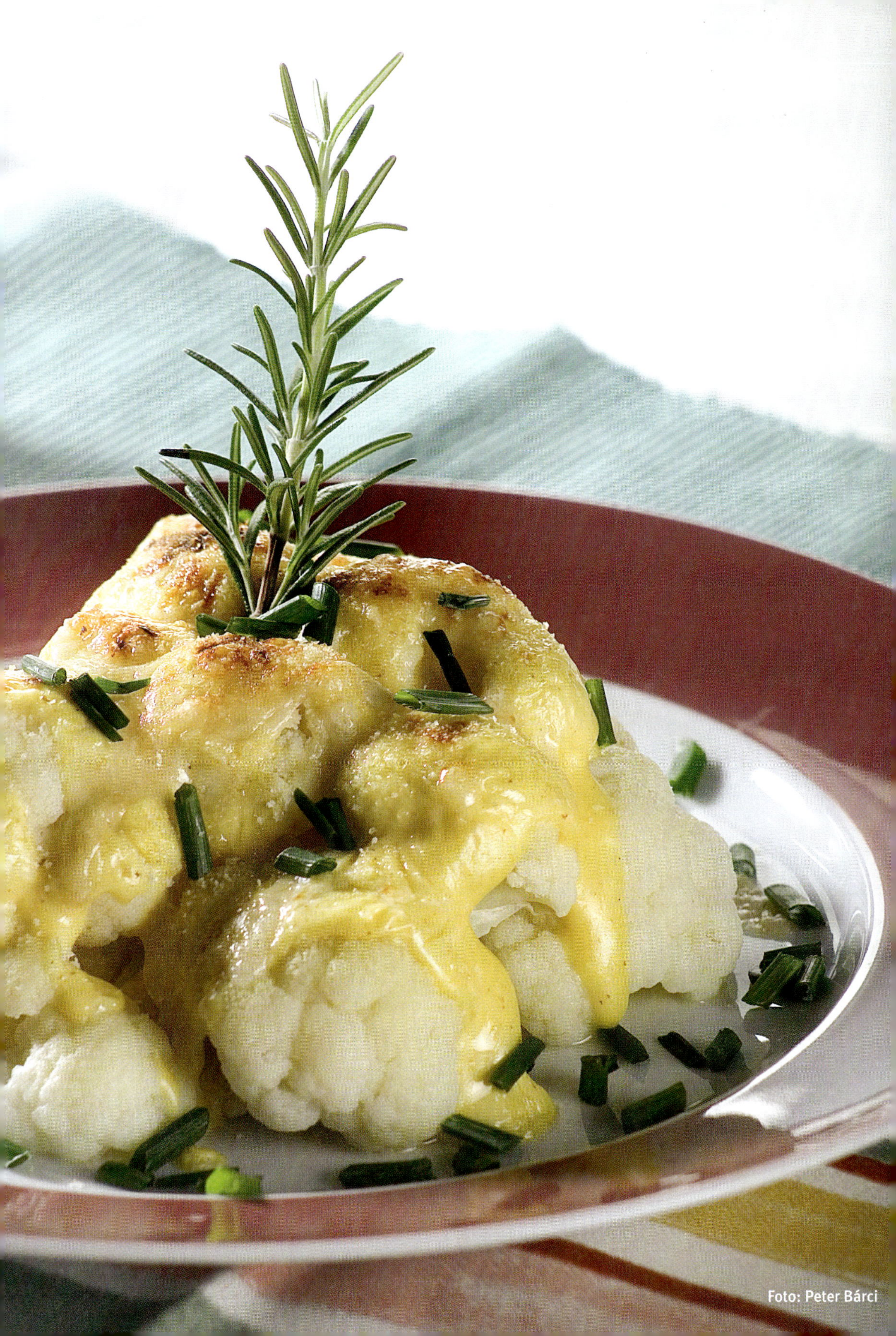

Foto: Peter Bárci

Karotten mit Basilikumsoße

Zutaten für 2 – 3 Portionen

1 EL Butter
400 g kleine Karotten
Salz
200 ml Gemüsebrühe
1 Prise Muskat
2 EL Medium Sherry
100 ml Sahne
3 EL Crème fraîche
1 Prise abgeriebene Zitronenschale
1 Bund Basilikum, fein geschnitten

Butter in einem Topf schmelzen. Karotten hinzufügen, leicht salzen, kurz bei milder Hitze andünsten. Mit Gemüsebrühe aufgießen, mit Muskat würzen. Zugedeckt 15-20 Minuten köcheln, bis die Karotten einen leichten Biss haben. Karotten aus dem Topf nehmen.

Gemüsebrühe mit Sherry, Sahne, Crème fraîche und Zitronenschale verrühren. Etwas einkochen, vom Herd nehmen und mit Basilikum würzen. Die Karotten mit der Soße begießen. Bei Schluckstörungen Karotten pürieren und die Soße getrennt dazu reichen.

Empfehlenswert bei: Appetitlosigkeit, Schluckstörungen, Kaliumbedarf

Pro Portion: 390 bzw. 260 kcal

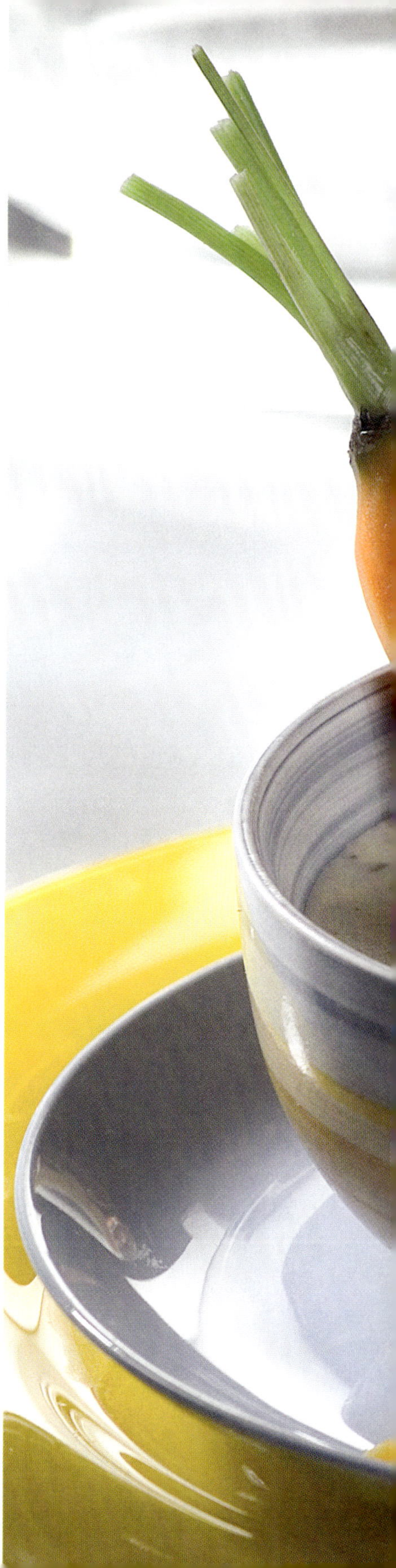

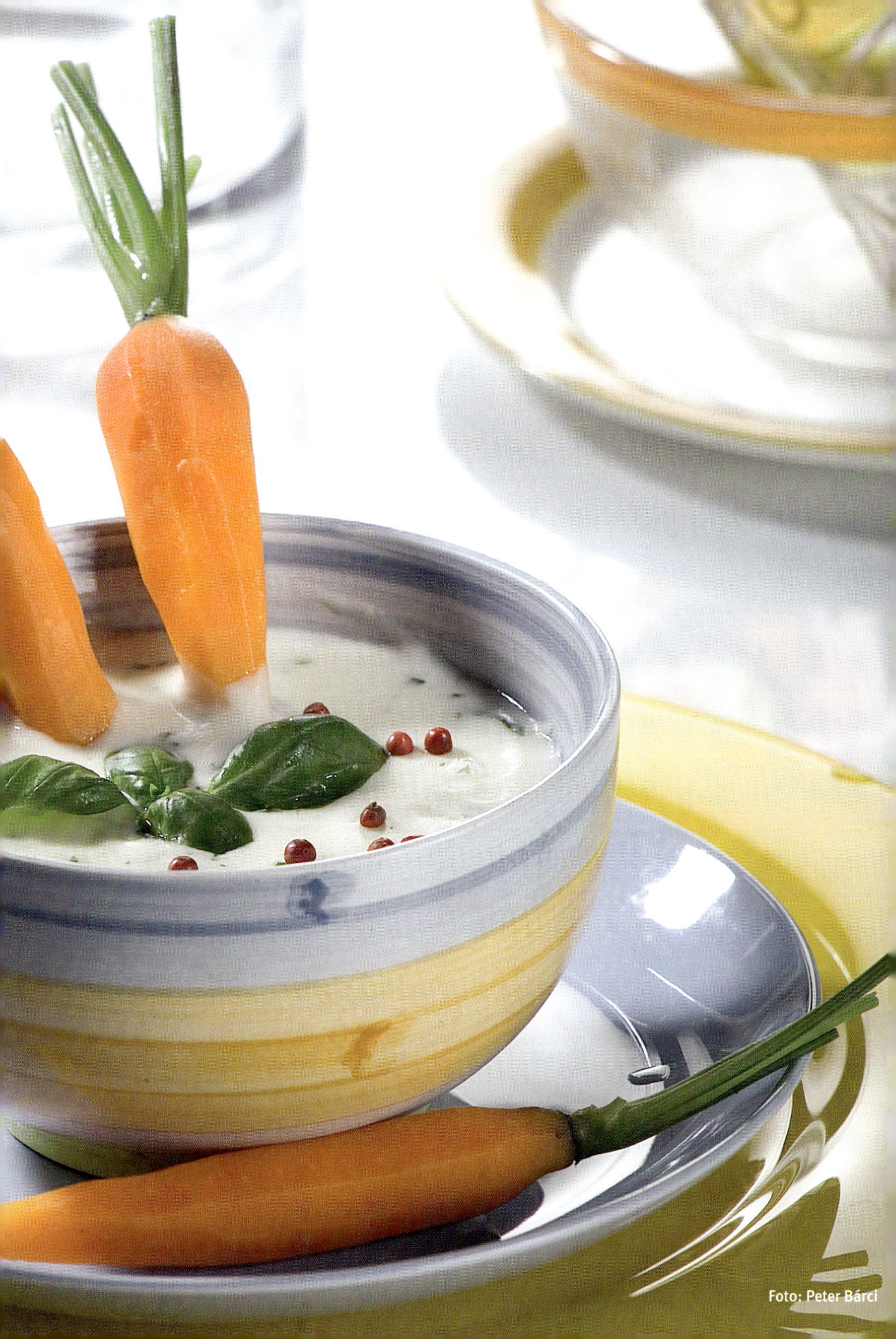
Foto: Peter Bárci

Karotten und Fenchel mit Erdnusssoße

Zutaten für 2 – 3 Portionen

Die Soße kann kalt als Dip verwendet werden.

Gemüse:

1 EL ÖL
250 g Karotten, 1/2 cm dünne Scheiben
250 g Fenchel, 1/2 cm dünne Streifen
Salz
100 ml Gemüsebrühe
1 EL Petersilie, fein gehackt

Erdnusssoße:

1 EL Öl
1/2 Zwiebel, fein gehackt
2 Knoblauchzehen, fein gehackt
1/4 TL Koriander
200 ml schwach gesalzene Gemüsebrühe
50 g Erdnussmus
2-3 EL Sojasoße
1 TL Zitronensaft
1 Prise abgeriebene Schale von 1 unbehandelten Zitrone
1 Prise Chili

Öl in einem kleinen Topf mit dickem Boden bei milder Hitze erwärmen. Gemüse hinzufügen, leicht salzen, im geschlossenen Topf 3 Minuten andünsten, dann mit der Gemüsebrühe aufgießen. Im geschlossenen Topf in 7 – 10 Minuten weich, aber mit einem kleinen Biss, dünsten. Gemüse vom Herd nehmen, mit der Petersilie vermischen.

Für die Erdnussoße Öl in einer kleinen Pfanne erhitzen. Zwiebel und Knoblauch hinzufügen, bei milder Hitze 5 Minuten andünsten. Die Zwiebeln dürfen nicht braun werden. Koriander unterrühren und kurz mit erhitzen.

Zwiebeln mit der Gemüsebrühe aufgießen und zugedeckt 10 Minuten auf kleiner Flamme köcheln. Mit Erdnussmus, Sojasoße, Zitronensaft, Zitronenschale und Chili im Mixer oder mit dem Mixstab fein pürieren. Die Soße zum Gemüse reichen.

Empfehlenswert bei: Appetitlosigkeit, Milchzuckerunverträglichkeit, Kalium- und Magnesiumbedarf

Pro Portion: 360 bzw. 240 kcal

Voll Energie – Kartoffeln, Getreide, Hülsenfrüchte

Kartoffeln, Getreide und Hülsenfrüchte sind unverzichtbare Bausteine der vegetarischen Küche. Sie enthalten alle lebensnotwendigen Nährstoffe, aufbauendes Eiweiß, Energie liefernde Kohlenhydrate und pflanzliches Fett in einem ausgewogenen Verhältnis. Dazu bilden sie auch eine reiche Quelle für Ballaststoffe, Vitamine und Mineralstoffe.

Wenn während der Therapie zeitweise Probleme beim Schlucken auftreten, sind Kartoffelgerichte besonders geeignet: cremiges Kartoffelpüree, Ofenkartoffeln, die sich mit der Gabel zerdrücken lassen, Kartoffel-Käse-Soufflee, dazu ein feines Gemüsepüree oder eine kräuterwürzige Rahmsoße. Das ist sanft zu den Schleimhäuten und leicht verdaulich. Auch ein Brei aus frisch gemahlenem Getreide ist empfehlenswert, wenn das Essen leicht zu schlucken sein soll. Die energiespendende Wirkung des Getreidebreis wußten schon die römischen Legionäre auf ihren anstrengenden Feldzügen zu schätzen. Sie rebellierten, wenn es wegen Getreideknappheit mehr Fleisch gab.

Natürliches „Kraftfutter“.

Der Getreidebrei, diese einfache, aber trotzdem wohlschmeckende Ur-Speise, kann salzig zu Gemüse oder süß zu Vanillesauce oder Fruchtmus gereicht werden. Warme Weizencreme oder Porridge sind starke Mahlzeiten, um den Tag zu beginnen.

Probieren Sie zu den Gemüsegerichten auch einmal feinkörnige Hirse, lockeren Bulgur oder cremiges, gut abgeschmecktes Erbsenpüree.

Gnocchi à la Romana

Zutaten für 2 – 3 Portionen

500 ml Milch
1/2-1 Würfel Gemüsebrühe
1 Prise Piment
1 Prise Muskat
130 g Vollkorngrieß
1 Eigelb
70 g Parmesan, frisch gerieben
40 g Butter

Milch mit Gemüsebrühe, Piment und Muskat in einem kleinen Topf zum Kochen bringen. Grieß einstreuen und unter Rühren einen dicken Brei kochen. Topf vom Herd nehmen, das Eigelb, die Hälfte des Parmesans und die Hälfte der Butter unterrühren. Grießmasse auf einem kalt abgespülten, abgetrockneten Holzbrett 1 cm dick ausstreichen und eine Stunde auskühlen lassen. Eine flache, feuerfeste Form mit etwas Butter ausstreichen. Mit einem Glas Grießplätzchen ausstechen, diese dachziegelartig in die Form schichten. Jede Schicht mit etwas Käse bestreuen. Die Grießplätzchen mit Butterflöckchen belegen und im vorgeheizten Ofen bei guter Hitze in 15-20 Minuten goldgelb überbacken.

So geht's schneller: Von der ausgestrichenen Grießmasse große Stücke abschneiden und in einer Schicht in die Form legen, mit Parmesan und Butterflöckchen bestreuen.

Mit Karottensauce (S. 38) oder Kohlrabi in Dillsauce (S. 94) servieren.

Empfehlenswert bei: Appetitlosigkeit, Schluckstörungen, Magnesiumbedarf

Pro Portion: 750 bzw. 500 kcal

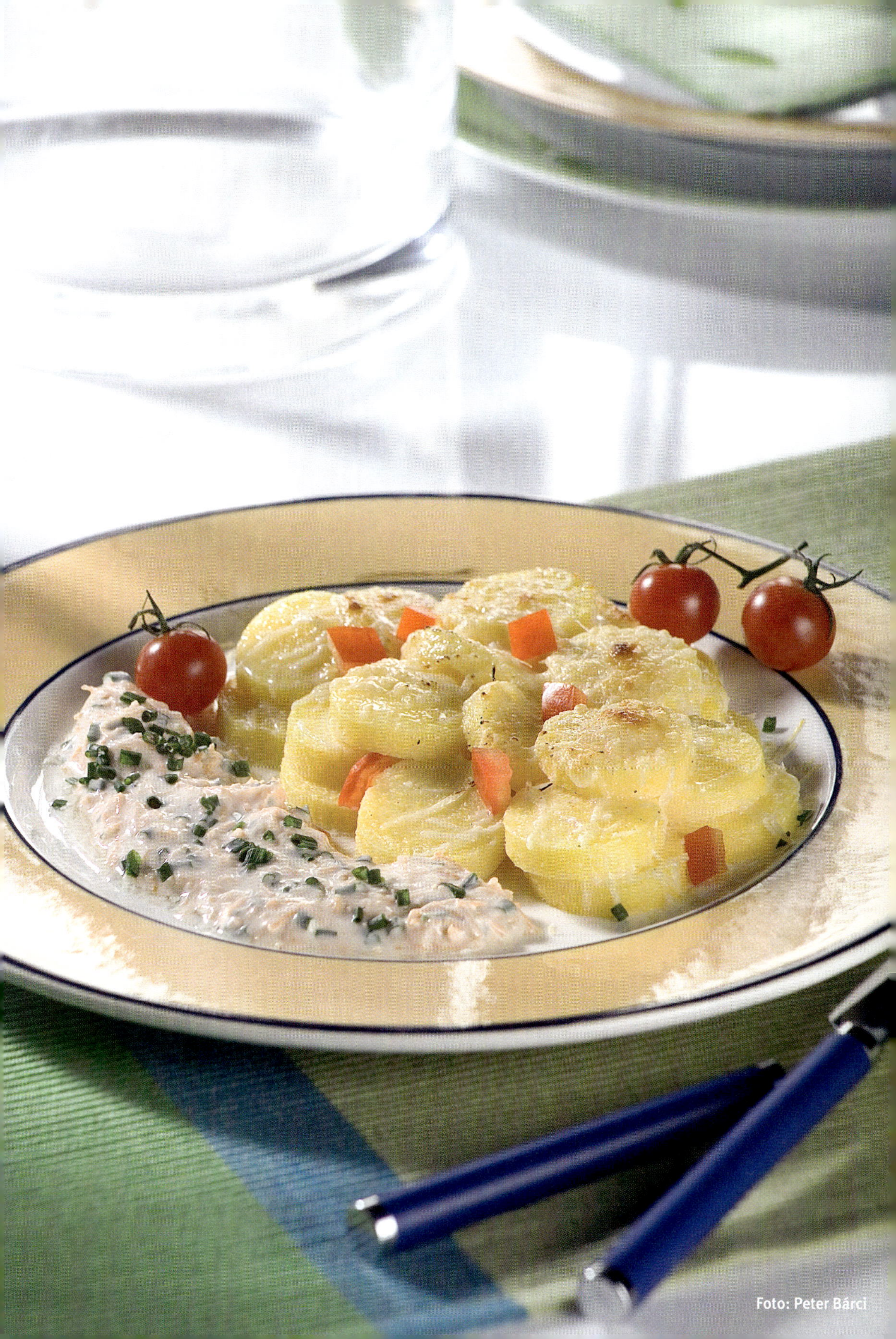

Foto: Peter Bárci

Bulgur

Zutaten für 4 Portionen

Bulgur-Körnchen sind leicht zu schlucken.

300 ml Wasser
Salz
250 g Bulgur

Wasser mit Salz zum Kochen bringen. Bulgur einstreuen, kurz aufkochen. Den Topf zudecken und den Bulgur auf kleiner Flamme 5 Minuten köcheln. Bulgur vom Herd nehmen und noch 10 Minuten zugedeckt quellen lassen. Der Bulgur soll körnig locker sein und alles Wasser aufgesaugt haben.

Empfehlenswert bei: Appetitlosigkeit, Schluckstörungen, Übelkeit, Verstopfung, Magnesiumbedarf, Milchzuckerunverträglichkeit

Pro Portion: 190 kcal

Polenta

Zutaten für 4 Portionen

250 g Maisgrieß
400 ml Gemüsebrühe
1 Prise Muskat
1 EL Butter

Grieß mit Gemüsebrühe und Muskat in den ungelochten Einsatz des Schnellkochtopfs geben und 20 Minuten unter Druck kochen. Die Butter unter die fertige Polenta rühren.

Empfehlenswert bei: Appetitlosigkeit, Schluckstörungen, Magnesiumbedarf, Verstopfung

Pro Portion: 260 kcal

Risotto

Zutaten für 4 Portionen

2 EL Butter
1 Zwiebel, fein gehackt
2 Knoblauchzehen, fein gehackt
3 EL Petersilie, fein gehackt
250 g Naturreis (Rundkorn)
700 ml Gemüsebrühe
1/2 TL Basilikum
1/4 TL Thymian
1 Lorbeerblatt
1 gute Prise Muskat
3 EL Weißwein
80 g Parmesan, frisch gerieben

Butter in einem kleinen, flachen Topf schmelzen. Zwiebeln und Knoblauch in 5 Minuten glasig dünsten, ab und zu umrühren. 1 Esslöffel Petersilie hinzufügen und kurz mitdünsten. Reis dazugeben, mit den Zwiebeln vermischen und unter Rühren andünsten, bis alle Körner glänzend mit Butter überzogen sind.

Reis mit der Gemüsebrühe aufgießen, die Gewürze zufügen. Reis zum Kochen bringen und zugedeckt ca. 45 Minuten auf kleiner Flamme köcheln. Wenn nötig, noch etwas Gemüsebrühe nachgießen, das Risotto soll leicht suppig sein. Die letzten Minuten den Topfdeckel entfernen. Wenn der Reis gar ist, mit Weißwein würzen und noch 2 Minuten köcheln.

Risotto vom Herd nehmen, die Hälfte Parmesan und die restliche Petersilie unterrühren. Den übrigen Parmesan getrennt zum Risotto reichen.

Empfehlenswert bei: Appetitlosigkeit, Schluckstörungen, Übelkeit, Verstopfung, Magnesium- und Kaliumbedarf

Pro Portion: 360 kcal

Kartoffelgratin

Zutaten für 2 – 3 Portionen

500 g mehlige Kartoffeln, 5 mm dünne Scheiben
300 ml Milch
1 gute Prise Muskat
1/2 TL Liebstöckel
1/2 Würfel Gemüsebrühe
Pfeffer
Salz
4 EL Sahne
1 TL Butter
50 g Emmentaler, fein gerieben

Kartoffeln mit Milch, Muskat, Liebstöckel und Gemüsebrühwürfel zum Kochen bringen, wenn notwendig mit Salz und Pfeffer abschmecken. Im geöffneten Topf 10 Minuten leicht köcheln, ab und zu umrühren. Am Ende der Kochzeit die Sahne hinzufügen.

Eine flache Auflaufform mit Butter ausstreichen. Die Kartoffelscheiben mit dem Schaumlöffel aus der Milch heben und ca. 2 cm dick in die Form schichten. Die Milch über die Kartoffeln gießen und den Käse auf den Kartoffeln verteilen.

Das Gratin im vorgeheizten Ofen bei mittlerer Hitze ca. 30 Minuten backen. Alle Milch soll verkocht sein und das Gratin eine knusprige, goldbraune Oberfläche haben.

Sehr gut dazu: ein Rohkostsalat mit Gurken-Kräuter-Soße oder Spinat in Cremesoße.

Empfehlenswert bei: Appetitlosigkeit, Schluckstörungen, Kalium- und Magnesiumbedarf, Verstopfung

Pro Portion: 500 bzw. 330 kcal

Kräuterrahmsoße

Zutaten für 3 – 4 Portionen

200 g Sauerrahm
4 EL Jogurt
1 EL Dill, grob gehackt
1 EL Schnittlauch, grob gehackt
1 EL Petersilie, grob gehackt
Salz
Pfeffer

Alle Zutaten im Mixer oder mit dem Mixstab zu einer glatten Creme mixen.

Sehr gut schmeckt die Soße auch mit Basilikum, Oregano und Minze. Wer gerne Knoblauch isst und pikante Soße mag, gibt noch fein gehackten Knoblauch dazu.

Empfehlenswert bei: Appetitlosigkeit, Schluckstörungen

Pro Portion: 310 bzw. 230 kcal

Karottenreis

Zutaten für 3 – 4 Portionen

600 ml Gemüsebrühe
1 Lorbeerblatt
200 g weißer Rundkornreis
200 g Karotten, längs halbiert,
3 mm dünne Scheiben

Gemüsebrühe mit Lorbeerblatt zum Kochen bringen. Reis einstreuen und zugedeckt 10 Minuten köcheln. Karotten unterrühren, den Reis zugedeckt noch 20 Minuten köcheln, bis der Reis und die Karotten gut weich sind. Wenn erforderlich, noch etwas Gemüsebrühe dazugießen. Das Karottenrisotto darf ruhig etwas suppig sein, dann schluckt es sich besser.

Empfehlenswert bei: Durchfall, Übelkeit, Milchzuckerunverträglichkeit

Pro Portion: 280 bzw. 210 kcal

Dieses würzige Getreidegericht passt hervorragend zu Gemüse.

Roggenspeise

Zutaten für 1 Portion

200 ml Gemüsebrühe
1/2 TL Liebstöckel
1 Prise Muskat
50 g Roggenschrot

Gemüsebrühe mit Liebstöckel und Muskat zum Kochen bringen. Roggenschrot einrühren und zugedeckt 20 Minuten auf kleiner Flamme köcheln, ab und zu umrühren. Vom Feuer nehmen und 5 Minuten nachquellen lassen.

Empfehlenswert bei: Appetitlosigkeit, Milchzuckerunverträglichkeit, Schluckbeschwerden, Verstopfung, Magnesiumbedarf

Pro Portion: 170 kcal

Ofenkartoffeln

Zutaten für 1 Portion

200 g festkochende, kleine Kartoffeln
Salz
30 g Butter

Kartoffeln gut waschen und längs halbieren. Mit der Schnittfläche nach oben, nebeneinander auf ein Backblech setzen. Die Schnittflächen leicht salzen und auf jede Kartoffel ein Butterflöckchen setzen.

Die Kartoffeln im vorgeheizten Ofen bei mittlerer Hitze 20-25 Minuten goldbraun backen.

Mit Sahne-Topfen-Creme (S. 35) und Salat mit Soße Tartar (S. 47) servieren.

Empfehlenswert bei: Appetitlosigkeit, Schluckstörungen, Verstopfung, Übelkeit, Kalium- und Magnesiumbedarf

Pro Portion: 400 kcal

Kartoffeln in Cremesoße

Zutaten für 2 – 3 Portionen

1 EL Butter
2 EL Petersilie, fein gehackt
400 g Kartoffeln, kleine Scheiben
Salz
200 ml Gemüsebrühe
1 Prise Muskat
1 Prise Piment
1/2 TL Liebstöckel
50 ml Sahne
2 EL Crème fraîche

Zu Karottengemüse, Spinat oder gemischtem Salat servieren.

Butter in einem kleinen Topf mit dickem Boden bei milder Hitze schmelzen. Petersilie hinzufügen, unter Rühren kurz andünsten. Kartoffeln dazugeben, leicht salzen, einige Minuten bei milder Hitze andünsten. Mit Gemüsebrühe aufgießen, mit Muskat, Piment und Liebstöckel würzen und zugedeckt ca. 15 Minuten köcheln, bis die Kartoffeln weich sind. Kartoffeln mit dem Schaumlöffel aus dem Topf heben und beiseite stellen.

Sahne und Crème fraîche mit der Gabel glatt rühren. Die Sahnemischung unter die Gemüsebrühe rühren.

Die Flüssigkeit im offenen Topf in 5 Minuten zu einer dicken, cremigen Soße einkochen, dabei ab und zu umrühren. Kartoffeln wieder zurück in den Topf geben, vorsichtig mit der Soße vermischen und nochmals kurz erhitzen.

Empfehlenswert bei: Appetitlosigkeit, Schluckstörungen, Kalium- und Magnesiumbedarf, Verstopfung

Pro Portion: 350 bzw. 240 kcal

Porridge

Zutaten für 1 Portion

Dieser klassische Frühstücksbrei schmeckt saftig und süß.

200 ml Wasser
50 g Haferschrot
Salz
1/2 EL Butter

Wasser zum Kochen bringen, Haferschrot einrühren und zugedeckt 5 Minuten köcheln, ab und zu umrühren. Porridge vom Herd nehmen, 10 Minuten nachquellen lassen. Mit Salz abschmecken und mit einigen Butterflöckchen garniert servieren.

Empfehlenswert bei: Appetitlosigkeit, Schluckbeschwerden, Verstopfung, Magnesiumbedarf

Pro Portion: 230 kcal

Kartoffel-Käse-Soufflee

Zutaten für 3 – 4 Portionen

500 g mehlige Kartoffeln
4 Eier, getrennt
100 ml Milch
2 TL Butter
Salz
Pfeffer
1 Prise Muskat
100 g Emmentaler, fein gerieben
1/2 EL Butter

Kartoffeln in der Schale dämpfen, schälen, in Stücke schneiden und mit der Kartoffelpresse durchpassieren oder fein reiben. Eigelb mit Milch verquirlen und in die Kartoffelmasse rühren. Mit Salz, Pfeffer und Muskat abschmecken. Eiweiß mit einer Prise Salz sehr steif schlagen, unter die Masse heben. Zum Schluss den geriebenen Käse vorsichtig in die Kartoffelmasse mischen.

Portionsförmchen gut mit Butter ausfetten, Souffleemasse einfüllen, so dass die Form 3/4 voll ist. Im vorgeheizten Ofen bei 200 °C 35 – 40 Minuten goldbraun backen.

Dazu Kräuterrahmsoße (siehe S. 95) reichen.

Empfehlenswert bei: Appetitlosigkeit, Schluckstörungen, Kalium- und Magnesiumbedarf

Pro Portion: 460 bzw. 340 kcal

Hirse

Zutaten für 4 Portionen

1/2 l Gemüsebrühe
1/4 TL Liebstöckel
1/4 TL Basilikum
1 Prise Muskat
1 Prise Piment
1 Lorbeerblatt
200 g Hirse

Gemüsebrühe mit den Gewürzen zum Kochen bringen. Hirse einstreuen und zugedeckt 5 Minuten kochen. Dann zugedeckt im Ofen bei 100 °C in 20 – 30 Minuten ausquellen lassen. Hirse mit der Gabel auflockern.

Übrige Hirse zugedeckt in einem Sieb über Wasserdampf erwärmen.

Empfehlenswert bei: Appetitlosigkeit, Schluckstörungen, Verstopfung, Übelkeit, Kalium- und Magnesiumbedarf, Milchzuckerunverträglichkeit

Pro Portion: 230 kcal

Erbsenpüree

Zutaten für 2 – 3 Portionen

200 g grüne Spalterbsen
750 ml Wasser
1/2 TL Liebstöckel
1 gute Prise Muskat
1 EL Butter
50 ml Sahne

Erbsen in reichlich kaltem Wasser 8 Stunden einweichen. Dann abgießen und abtropfen lassen. Mit kaltem Wasser, Liebstöckel und Muskat zum Kochen bringen. Erbsen zugedeckt eine Stunde köcheln, sie sollen ganz weich sein. Abgießen, abtropfen lassen und im Mixer mit Butter und Sahne fein pürieren. Mit Salz abschmecken.

Empfehlenswert bei: Appetitlosigkeit, Schluckbeschwerden, Mundschleimhaut- und Speiseröhrenentzündung, Verstopfung, Magnesium- und Kaliumbedarf

Pro Portion: 460 bzw. 310 kcal

Polenta mit Käse überbacken

Zutaten für 1 Portion

2 TL Butter
1 Ei
1/4 Menge Polenta (laut Rezept S. 108)
40 g geriebener Emmentaler oder
40 g Gorgonzola, Stücke
50 g Spinat
1 Tomate, kleine Scheiben
2 EL Sauerrahm
Salz

Ein kleines Förmchen mit Butter leicht ausfetten. Das Ei trennen. Eiweiß zu Schnee schlagen. Polenta mit Eigelb und 30 g Käse verrühren. Eischnee unterheben. Die Polentamasse in die Form streichen und im vorgeheizten Ofen bei mittlerer Hitze 15 Minuten backen. Polenta aus der Form stürzen.

In der Backzeit den tropfnassen Spinat mit wenig Salz in eine Topf geben und zugedeckt in 2 Minuten zusammenfallen lassen. Spinat abtropfen lassen, leicht ausdrücken und in Streifen schneiden.

Sauerrahm und die Hälfte des Spinats mit dem Mixsstab fein pürieren.

Die Soße mit Salz abschmecken. Polenta mit Tomaten und dem restlichen Spinat garnieren und mit dem restlichen Käse bestreuen. Die Spinat-Rahm-Soße dazureichen.

Tipp: Gut schmeckt auch der Tomaten-Zucchini-Sugo zu der überbackenen Polenta.

Empfehlenswert bei: Appetitlosigkeit, Schluckstörungen, Magnesiumbedarf

Pro Portion: 450 kcal

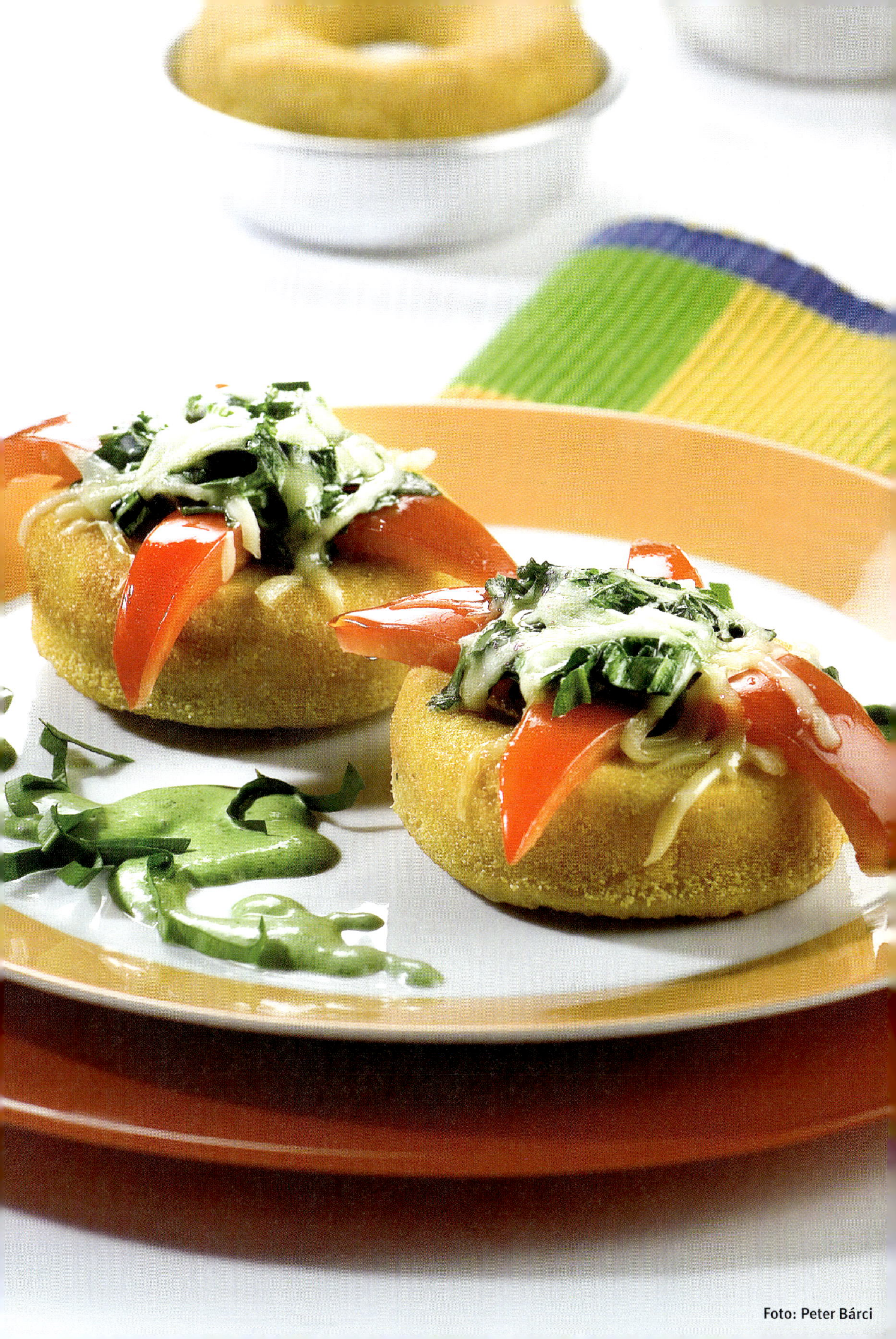

Foto: Peter Bárci

Kartoffelpüree

Zutaten für 2 – 3 Portionen

Sehr eiweißreich und leicht zu schlucken.

400 g mehlige Kartoffeln
125 ml Milch
1 EL Butter
1 Prise Muskat
Salz

Kartoffeln in der Schale weich kochen, schälen, durch die Kartoffelpresse drücken oder auf einer Reibe fein reiben.

In einem kleinen Topf mit dickem Boden die Milch erhitzen. Durchpassierte Kartoffeln und Butter mit der Milch zu einem glatten Püree rühren. Das Püree mit Muskat und Salz abschmecken.

Empfehlenswert bei: Appetitlosigkeit, Schluckstörungen, Mundschleimhaut- und Speiseröhrenentzündung, Kalium- und Magnesiumbedarf, Übelkeit, Verstopfung

Pro Portion: 250 bzw. 160 kcal

Fruchtig – kalte Süßspeisen

Milde Cremes schmelzen im Mund und sind ohne großes Dazutun geschluckt, auch wenn der richtige Hunger fehlt. Besonders sanft und nahrhaft ist die sahnige Bananen-Mandel-Creme, deren Zubereitung nur wenige Minuten dauert. Dies gelingt dank eines gehaltvollen und praktischen Nahrungsmittels: Mandelmus. Es besteht zu 100 % aus gerösteten, gemahlenen Mandeln. Das erklärt auch seinen hohen Gehalt an Eiweiß, Fett, Kalium und Magnesium. Dieses cremige Nährstoffkonzentrat verfeinert Süßspeisen, Mixgetränke, Butter und Eis. Natürlich süße Früchte spielen eine vitamin- und mineralstoffreiche Rolle in der gesunden, süßen Küche. Weiche Früchte ohne oder mit wenig Säure wie Bananen, Marillen (Aprikosen), Pfirsiche und Melonen werden meist schon beim Abklingen einer Schleimhautentzündung vertragen.

Probieren Sie weiße Topfenwölkchen auf gelber Marillensoße oder Honigmelone mit Mandelcreme. Frische Früchte mit kräftigen Farben erfreuen das Auge und beleben den Appetit.

Selbstverständlich können Hauptgerichte auch süß und kalt sein: Grießnockerln mit Erdbeersoße, Reis Trautmannsdorf mit Himbeeren oder Weizencreme mit Apfel-Zwetschgen-Mus. Diese nahrhaften Süßspeisen haben eines gemeinsam: sie enthalten neben Obst und Milchprodukten auch Getreide.

Verwenden Sie möglichst wenig Zucker. Süßen Sie die Speisen lieber mit reifen Früchten und etwas Honig. Denn Zucker enthält weder zusätzliche Vitamine noch Mineralstoffe. Zucker füllt den Teller nur mit leeren Kalorien, und das ist zu wenig für Sie!

Naschen Sie zwischendurch öfters von üppigen Cremes.

Schnell und einfach – Cremes mit Mascarpone.

Erdbeeren mit Mandelcreme

Zutaten für 2 Portionen

400 g Erdbeeren, halbiert
1 EL Mandelmus
1 EL Honig
70 g Jogurt
70 ml Sahne

Die Erdbeeren portionsweise in Dessertgläser geben, einige Erdbeeren für die Dekoration beiseite legen.

Mandelmus, Honig und Jogurt mit dem Handrührgerät glatt rühren. Sahne sehr steif schlagen, unter die Mandelcreme heben.

Die Mandelcreme über die Früchte gießen. Das Dessert mit den restlichen Erdbeeren garnieren. Bei Schluckstörungen die Erdbeeren im Mixer pürieren, durch ein Sieb streichen. In kleinen Glasschüsseln Erdbeerpüree und Mandelcreme schichtweise anrichten. Sehr gut schmeckt die Mandelcreme auch zu einem Obstsalat aus Bananen und frischer Ananas oder Fruchtmus.

Empfehlenswert bei: Appetitlosigkeit, Schluckstörungen, Kalium- und Magnesiumbedarf

Pro Portion: 280 kcal

Honigmelone mit Mascarpone-Orangen-Creme

Zutaten für 1 – 2 Portionen

1/2 Honigmelone, kleine Stücke oder Kugeln
100 g Mascarpone
50 ml Orangensaft
1 gute Prise abgeriebene Schale von 1 unbehandelten Zitrone
1 Päckchen Naturvanillezucker

Melone portionsweise attraktiv anrichten.

Für die Creme die restlichen Zutaten mit dem Handrührgerät zu einer glatten Creme verrühren, dann über die Melone gießen.

Die Mascarpone-Orangen-Creme auch zu Obstsalaten, Topfenknödel oder Grießauflauf reichen.

Empfehlenswert bei: Schluckstörungen, Appetitlosigkeit, Kaliumbedarf

Pro Portion: 430 bzw. 210 kcal

Topfenwölkchen auf Marillensoße

Zutaten für 4 Portionen

Topfenwölkchen:

150 g Sahnetopfen (-quark)
2 EL Jogurt
1-2 EL Honig Mark aus
1 Vanilleschote oder
1 Päckchen Naturvanillezucker
100 ml Sahne

Marillensoße:

500 g Marillenstücke (Aprikosen) oder abgetropfte, ungezuckerte Marillen aus der Dose
Saft von 1 Orange
3 EL Honig
100 g Himbeeren

Die „Wölkchen" kann man auch auf Apfel-, Zwetschgen- oder Pfirsichmus anrichten.

Topfen und Jogurt mit Honig und Vanille verrühren. Sahne sehr steif schlagen und unter die Topfencreme heben. Kaltstellen.

Für die Soße: Aprikosen mit Orangensaft und Honig im Mixer oder mit dem Mixstab fein pürieren und durch ein Sieb passieren. Auf einem flachen Teller einige Löffel Fruchtsoße verteilen.

Aus der Quarkmasse mit dem Esslöffel kleine Nocken abstechen und in die Marillensoße setzen. Himbeeren auf der Soße verteilen.

Empfehlenswert bei: Appetitlosigkeit, Schluckstörungen, Kalium- und Magnesiumbedarf

Pro Portion: 320 kcal

Pfirsicheis

Zutaten für 4 Portionen

250 g Pfirsiche, Stücke
200 ml Sahne
3 EL Honig
1/4 TL Zimt
2 Päckchen Naturvanillezucker
1 Prise abgeriebene Schale von
1/2 unbehandelte Zitrone

Pfirsiche im Mixer oder mit dem Mixstab pürieren und durch ein feines Sieb streichen. Pfirsichpüree, 150 ml Sahne, Honig, Zimt, Vanillezucker und Zitronenschale gut verrühren. Die restliche Sahne steif schlagen und unter die Creme mischen.

Die Pfirsichcreme in die laufende Eismaschine gießen. Die Eismaschine ca. 25 Minuten laufen lassen. Oder die Pfirsichcreme in eine flache Plastikdose mit gut schließendem Deckel geben. Die Masse im Tiefkühlfach 2 Stunden gefrieren lassen. Alle 20 Minuten kräftig umrühren.

Schmeckt auch mit Aprikosen, Erdbeeren und Himbeeren.

Tipp: Das Eis mit frischen Früchten garnieren, z. B. Erdbeeren und dazu auch eine Fruchtsoße reichen. Dafür 300 g Aprikosen oder Erdbeeren und 1 El Honig mit dem Mixstab fein pürieren und durch ein Sieb streichen.

Empfehlenswert bei: Appetitlosigkeit, Schluckstörungen, Mundschleimhaut- und Speiseröhrenentzündung

Pro Portion: 240 kcal

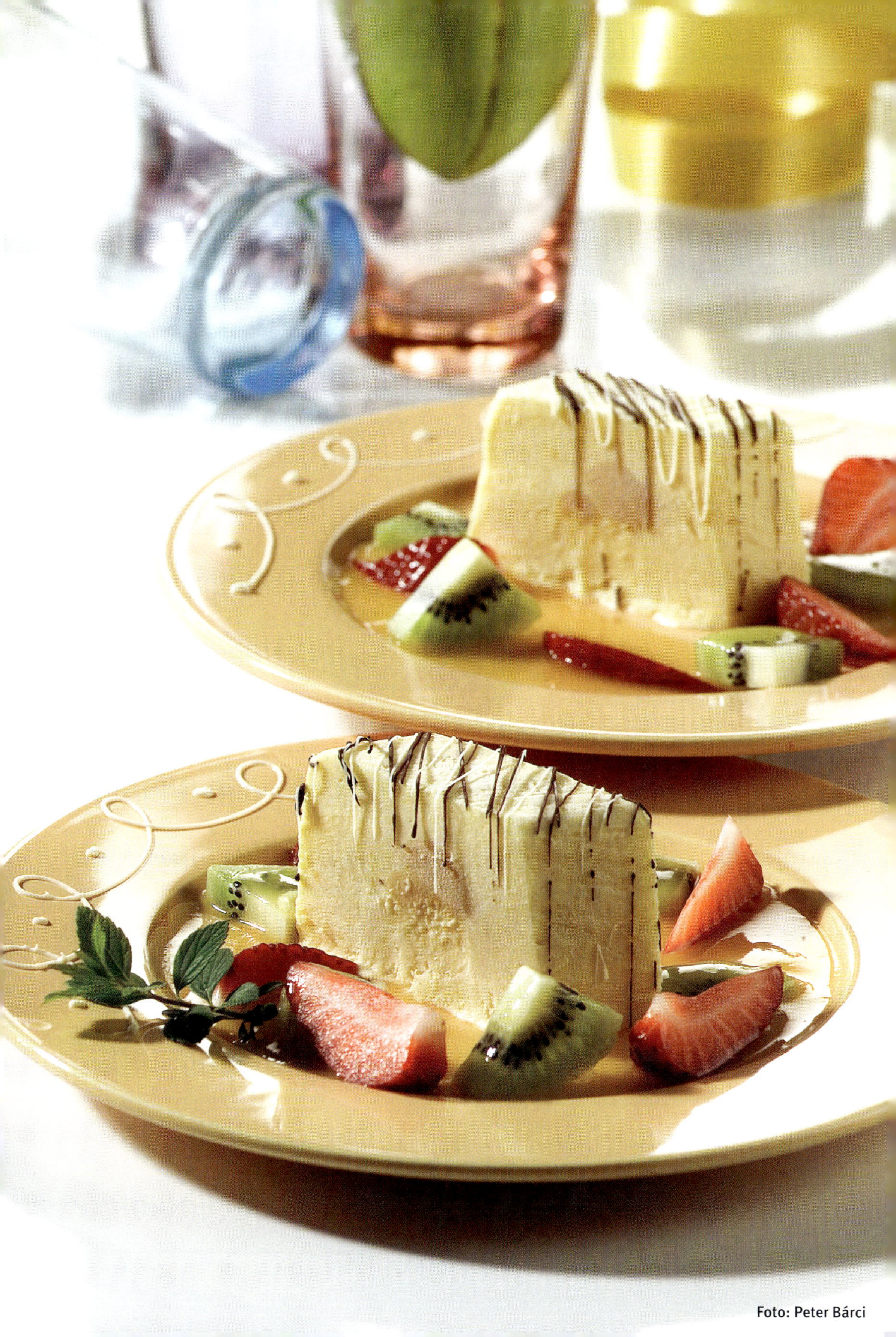

Foto: Peter Bárci

Schnell zubereitete, nahrhafte Desserts.

Apfelmus

Grundrezept Fruchtmus
Zutaten für 2 – 3 Portionen

500 g Äpfel, geschält, kleine Stücke
50 ml Wasser
1 Stange Zimt
2 Nelken
2 EL braunen Zucker (Demerara)

Apfelstücke mit Wasser, Zimt, Nelken und Zucker in einen kleinen Topf geben und zugedeckt auf kleiner Flamme ca. 8 – 10 Minuten köcheln, ab und zu umrühren. Die Äpfel sollen gerade weich sein, dürfen aber noch nicht zerfallen.

Im Mixer oder mit dem Mixstab pürieren. Das Fruchtmus eventuell durch ein Sieb passieren und warm oder kalt servieren.

Empfehlenswert bei: Appetitlosigkeit, Schluckstörungen, Milchzuckerunverträglichkeit

Pro Portion: 170 bzw. 110 kcal

Zwetschgen-Apfel-Mus

Zutaten für 2 – 3 Portionen

250 g Zwetschgen, Spalten
250 g Äpfel, Stücke

Zubereitung siehe Grundrezept.

Empfehlenswert bei: Appetitlosigkeit, Schluckstörungen, Milchzuckerunverträglichkeit

Pro Portion: 180 bzw. 120 kcal

Marillen- oder Pfirsichmus

Zutaten für 2 – 3 Portionen

500 g Marillen (Aprikosen) oder Pfirsiche

Zubereitung siehe Grundrezept.

Empfehlenswert bei: Appetitlosigkeit, Schluckstörungen, Kaliumbedarf, Milchzuckerunverträglichkeit

Pro Portion: 170 bzw. 110 kcal

Bananen-Erdnuss-Eis

Zutaten für 4 Portionen

200 g reife Bananen
1 EL Erdnussmus
3 EL Honig
2 Päckchen Vanillezucker
1/4 TL Zimt
abgeriebene Schale von
1/4 unbehandelte Zitrone
170 ml Milch
50 ml Sahne

Bananen mit Erdnussmus, Honig, Vanillezucker, Zimt und Zitronenschale im Mixer oder mit dem Mixstab pürieren. Milch und Sahne untermischen.

Die Bananenmasse in die laufende Eismaschine gießen. Die Eismaschine 30 Minuten laufen lassen. Oder die Bananenmasse in eine flache Plastikdose mit gut schließendem Deckel geben. Die Masse im Tiefkühlfach 2 Stunden gefrieren lassen. Alle 20 Minuten kräftig umrühren.

Empfehlenswert bei: Appetitlosigkeit, Schluckstörungen, Mundschleimhaut- und Speiseröhrenentzündung, Kalium- und Magnesiumbedarf

Pro Portion: 170 kcal

Nussbutter

Zutaten für 2 – 3 Portionen

50 g weiche Butter
1/2 EL Mandelmus
1 TL Honig
1 Prise abgeriebene Schale von
1 unbehandelten Zitrone

Die Nussbutter kann anstelle von Teebutter verwendet werden.

Butter mit der Gabel verrühren, mit Mandelmus, Honig und Zitronensaft zu einer glatten Creme rühren. Im Kühlschrank fest werden lassen.

Empfehlenswert bei: Appetitlosigkeit, Schluckstörungen, Kalium und Magnesiumbedarf

Pro Portion: 240 bzw. 160 kcal

Grießnockerln mit Mascarpone und Erdbeersoße

Kann als Dessert oder kaltes, süßes Hauptgericht serviert werden.
Zutaten für 2 – 3 Portionen

Auch Vanillesoße oder Apfelmus schmecken vorzüglich zu den Nockerln.

Nockerln:

400 ml Milch
70 g feiner Vollkorngrieß
1 gute Prise Zimt
1 Prise abgeriebene Schale von
1 unbehandelten Zitrone
1/2-1 EL Honig
Mark aus 1 Vanilleschote oder
1 Päckchen Naturvanillezucker
80 g Mascarpone

Erdbeersoße:

500 g Erdbeeren
1-2 EL Honig

In einem kleinen Topf mit dickem Boden die Milch zum Kochen bringen. Grieß, Zimt und Zitronenschale einrühren und unter Rühren in 6 Minuten einen dicken, festen Brei kochen. Grießbrei, Honig, Vanille und Mascarpone mit dem Handrührgerät zu einer glatten Masse verrühren. Die Masse im Kühlschrank erkalten lassen. Für die Soße Erdbeeren mit Honig im Mixer pürieren. Erdbeerpüree durch ein Sieb streichen. Grießnockerl machen am meisten Lust aufs Essen, wenn sie portionsweise angerichtet werden: Ein paar Löffel Fruchtsauce auf einem großen Teller verteilen. Mit 2 Esslöffeln Nockerln aus der Grießmasse abstechen.

Die Nockerln auf den Fruchtspiegel setzen. Besonders schön sieht es aus, wenn das Dessert noch mit ein paar Beeren und Kräuterblättchen garniert wird.

Empfehlenswert bei: Appetitlosigkeit, Schluckstörungen, Magnesiumbedarf

Pro Portion: 540 bzw. 360 kcal

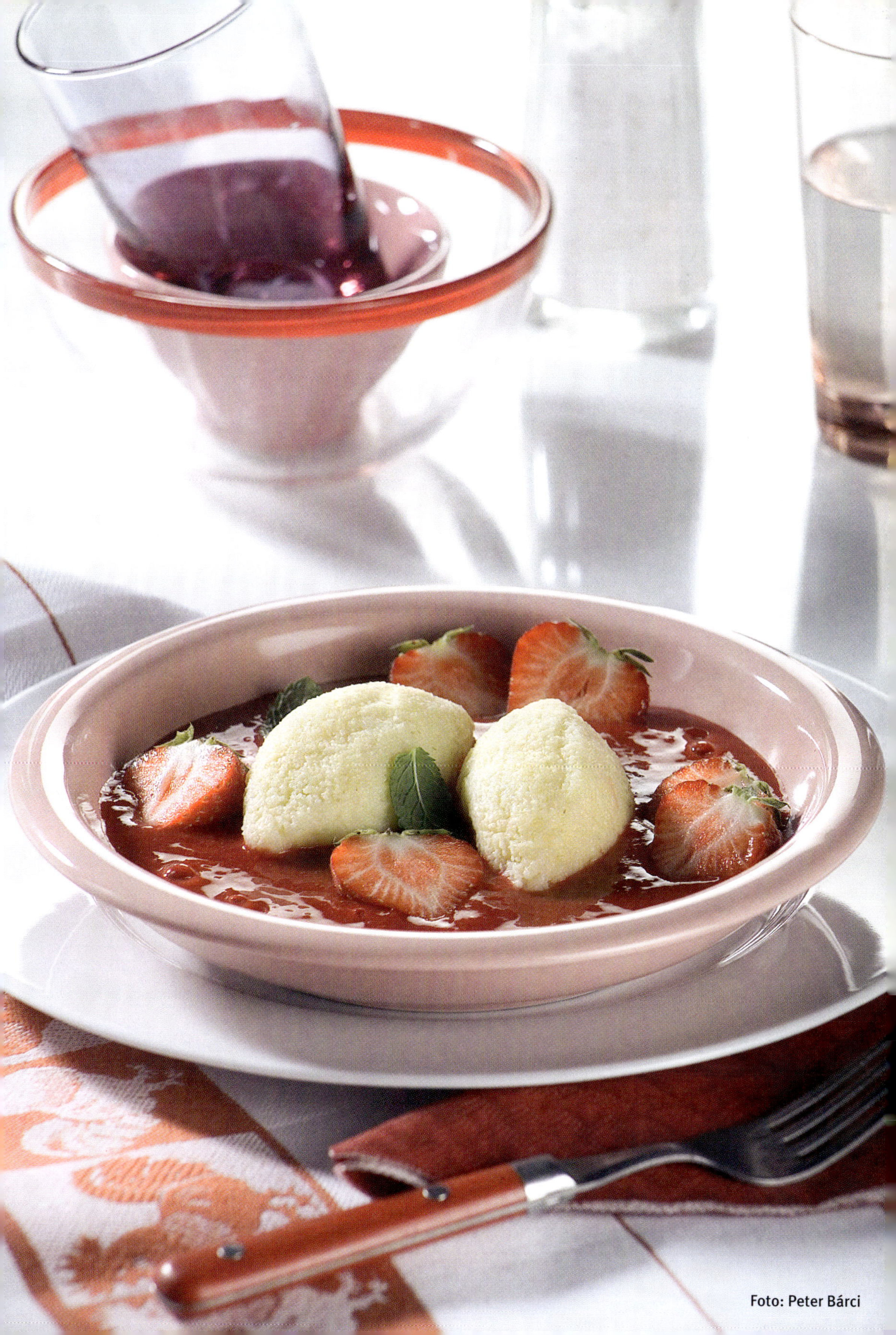

Foto: Peter Bárci

Fruchtsalat mit Schlagsahne

Zutaten für 2 Portionen

Bei Schluckstörungen alle Zutaten für den Fruchtsalat pürieren.

Saft von 1 Orange
1 TL Honig
200 g Marillen (Aprikosen), kleine Spalten
1 Nektarine, kleine Spalten
1 Banane, dünne Scheiben
4 frische Datteln, feine Streifen
125 ml Sahne
1 Päckchen Naturvanillezucker

Orangensaft und Honig verrühren. Die Früchte in eine Schüssel geben, mit dem Orangensaft verrühren.

Sahne mit Vanillezucker steif schlagen, zum Fruchtsalat reichen. Statt Sahne passt auch eine Vanillesoße (S. 128) oder Mandelcreme (S. 120).

Empfehlenswert bei: Appetitlosigkeit, Schluckstörungen, Kalium- und Magnesiumbedarf, Verstopfung

Pro Portion: 380 kcal

Vanillesoße

Zutaten für 3 Portionen

300 ml Milch
100 ml Sahne
1 Ei
3 Päckchen Naturvanillezucker

Milch, Sahne, Ei und Vanillezucker mit dem Schneebesen gut verrühren. Die Flüssigkeit in einem kleinen Topf mit schwerem Boden unter ständigem Rühren zum Kochen bringen. Unter Rühren noch 1/2 Minute köcheln. Vom Herd nehmen und in eine Schüssel gießen.

Empfehlenswert bei: Appetitlosigkeit, Mundschleimhaut- und Speiseröhrenentzündung, Schluckbeschwerden

Pro Person: 230 kcal

Himbeer-Tofu-Creme

Zutaten für 2 Portionen

200 g Himbeeren (auch tiefgekühlt)
100 g Tofu
50 ml Sojamilch (ungesüßt)
1 EL Honig
1 Päckchen Naturvanillezucker
1 Prise abgeriebene Schale von
1 unbehandelten Zitrone

Himbeeren im Mixer pürieren und durch ein feines Sieb streichen. Himbeerpüree mit Tofu, Sojamilch, Honig, Vanillezucker und Zitronenschale im Mixer auf hoher Stufe zu einer glatten Creme pürieren. Schmeckt auch mit Erdbeeren, Marillen (Aprikosen) oder Pfirsichen.

Empfehlenswert bei: Appetitlosigkeit, Schluckstörungen, Milchzuckerunverträglichkeit, Magnesiumbedarf

Pro Portion: 130 kcal

Reis Trautmannsdorf

Zutaten für 2 – 3 Portionen

125 ml Sahne
1 Päckchen Naturvanillezucker
1 Rezept Milchreis (S. 138), kalt
250 g Himbeeren oder
Marillen (Aprikosen), kleine Spalten

Sahne mit Vanillezucker sehr steif schlagen und unter den Milchreis heben. Abwechselnd Milchreis und Früchte in hohe Gläser schichten.

Empfehlenswert bei: Schluckstörungen, Appetitlosigkeit, Kalium- und Magnesiumbedarf, Verstopfung

Pro Portion: 690 bzw. 460 kcal

Birnenkompott

Zutaten für 2 – 3 Portionen

Zu gut abgetropften Kompottbirnen Vanillesoße reichen.

300 ml Wasser
2 EL brauner Zucker
2 Stangen Zimt
2 Nelken
1 Stück Schale von
1 unbehandelten Zitrone
500 g reife Birnen, Spalten

Wasser mit Zucker, Zimt und Nelken zum Kochen bringen. Die Birnenspalten hinzufügen und zugedeckt 8 – 10 Minuten köcheln. Die Birnen sollen nicht zerfallen. Das Kompott abkühlen lassen.

Empfehlenswert bei: Appetitlosigkeit, Schluckstörungen

Pro Portion: 190 bzw. 120 kcal

Bananen-Mandel-Creme

Zutaten für 2 Portionen

2 reife Bananen
1 EL Mandelmus
70 ml Sahne

Bananen mit der Gabel fein zerdrücken. Mandelmus dazugeben und mit dem Handrührgerät glatt rühren. Sahne steif schlagen, unter die Bananencreme heben. Sofort servieren.

Zur Abwechslung Haselnussmus statt Mandelmus verwenden.

Empfehlenswert bei: Mundschleimhaut- und Speiseröhrenentzündung, Schluckstörungen, Appetitlosigkeit, Kalium- und Magnesiumbedarf

Pro Portion: 280 kcal

Mascarpone-Himbeer-Creme

Zutaten für 2 – 3 Portionen

250 g Himbeeren
1-2 EL Honig
200 g Mascarpone

Himbeeren mit dem Honig im Mixer oder mit dem Mixstab pürieren und durch ein Sieb streichen. Mascarpone und Himbeerpüree mit dem Handrührgerät zu einer glatten Creme rühren. Besonders appetitlich sieht es aus, wenn Sie die Creme mit einigen Himbeeren garnieren.

Empfehlenswert bei: Appetitlosigkeit, Schluckstörungen, Magnesiumbedarf

Pro Portion: 420 bzw. 300 kcal

Sommerfrüchte mit Marillen-Mascarpone-Soße

Zutaten für 3 Portionen

Fruchtsalat:

1/2 Honigmelone, kleine Stücke oder Kugeln
1 Pfirsich, feine Spalten
100 g rote Ribiseln (Johannisbeeren) oder Brombeeren

Soße:

300 g Marillen (Aprikosen), halbiert
100 g Mascarpone
1-2 EL Honig
1 Prise abgeriebene Schale von 1 unbehandelten Zitrone
1/2 TL Zitronensaft

Die Früchte portionsweise dekorativ anrichten.

Marillen im Mixer oder mit dem Mixstab fein pürieren. Das Fruchtmark durch ein Sieb streichen und mit Mascarpone, Honig, Zitronenschale und -saft mit dem Handrührgerät zu einer glatten Creme rühren.

Die Soße zu den Früchten reichen.

Empfehlenswert bei: Appetitlosigkeit, Kalium- und Magnesiumbedarf

Pro Portion: 200 kcal

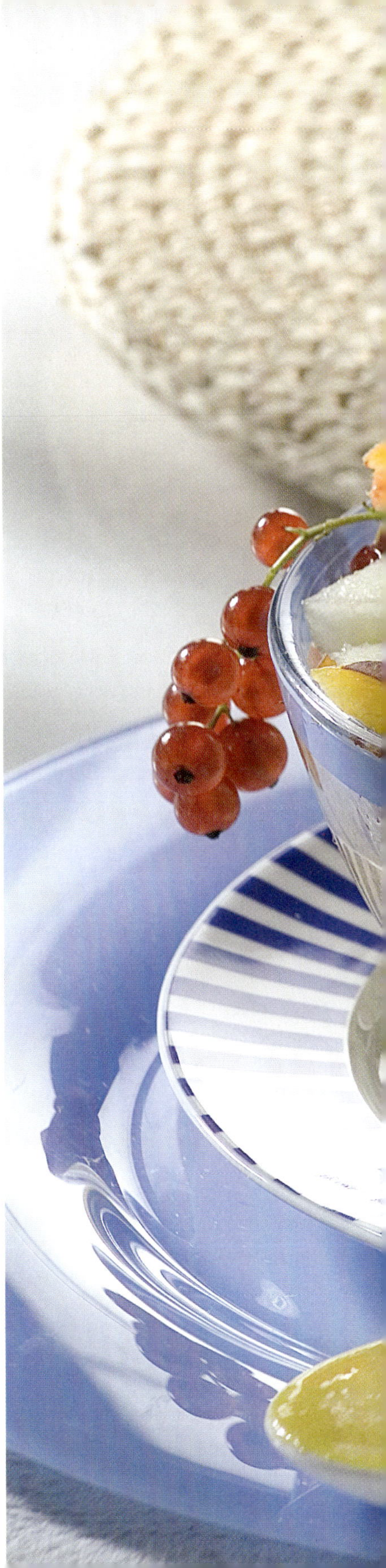

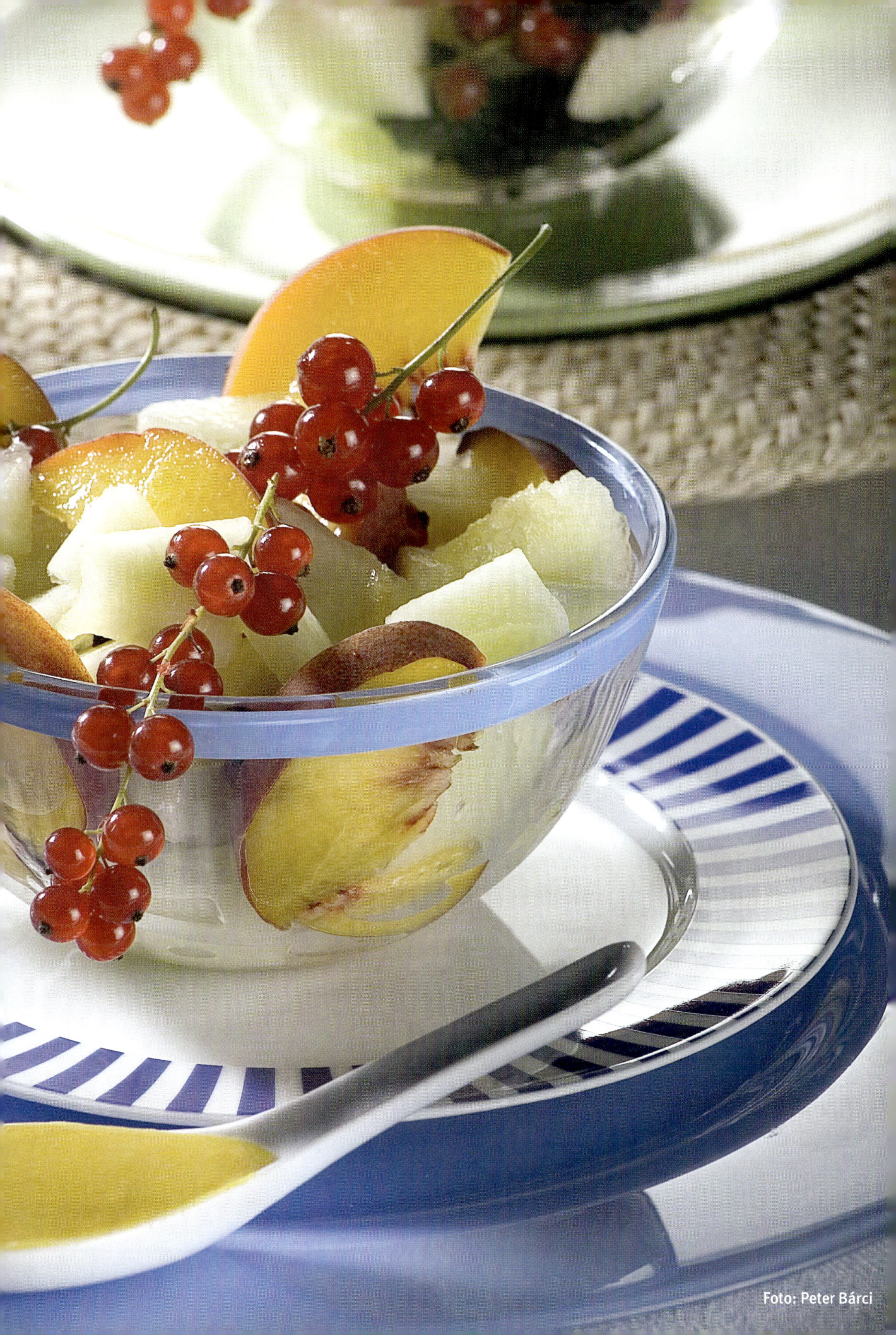

Foto: Peter Bárci

Gehaltvoll – warme Süßspeisen

Zimt, Vanille, Zitronen-schale, Ingwer und Kardamon – Gewürze für Süßes.

Vanillewürziger Topfenauflauf mit Marillen, Bananen-Reis-Auflauf:

Süße Speisen kommen meist aus dem Backofen. Vorteil dieser nährstoffreichen, süßen Gerichte: Sie schmecken warm und kalt, sind weich, leicht zu essen und können auch anstelle von oft schwer zu schluckendem, bröseligem Kuchen verzehrt werden. Süße Aufläufe sind bei der ganzen Familie beliebt, und nicht nur die deklarierten Naschkatzen freuen sich, gibt es zum ofenfrischen Auflauf noch eine hausgemachte Vanillesoße.

Fruchtsoßen und Fruchtmus spielen eine bedeutende Rolle, wenn es gilt, warme Süßspeisen besonders saftig und vitaminreich zu servieren, zum Beispiel Grießauflauf mit Pfirsichsoße, Topfenknödel mit Zwetschgenmus. Mit Obststücken garniert, fördern diese Leckerbissen die Essens-freude.

Je nach Lust und Laune gibt es eine warme Süßspeise als Hauptgericht oder Dessert. Weiche Aufläufe kann man gut auch als Kuchenboden verwenden und mit Beeren und Schlagsahne garnieren.

Bananen-Reis-Auflauf

Zutaten für 4 Portionen

250 g Naturreis (Rundkorn)
250 ml Milch
200 ml Wasser
2 EL brauner Zucker (Demerara)
4 reife Bananen
3 Eier (getrennt)
3 EL Sauerrahm
8 Datteln, fein gehackt
1/4 TL Zimt
2 Päckchen Naturvanillezucker
abgeriebene Schale von
1/2 unbehandelte Zitrone
1 TL Butter für die Form

Mit Marillensoße und etwas Sauerrahm anrichten.

Reis mit Milch, Wasser und Zucker in den ungelochten Einsatz des Schnellkochtopfs geben und unter Druck 20 Minuten kochen. Bananen mit der Gabel fein zerdrücken, mit Eigelb, Sauerrahm, Datteln, Zimt, Vanillezucker und Zitronenschale unter den Reis mischen. Eiweiß sehr steif schlagen und unter den Reis heben.

Eine Auflaufform mit Butter ausstreichen und die Reismasse einfüllen. Den Auflauf im vorgeheizten Ofen ca. 45 Minuten backen. Wenn die Oberfläche des Auflaufs zu dunkel wird, mit Backpapier abdecken.

Dazu Vanillesoße (S. 128) oder

Zwetschgen-Apfel-Mus (S. 124) reichen.

Empfehlenswert bei: Appetitlosigkeit, Schluckstörungen, Verstopfung, Kalium- und Magnesiumbedarf

Pro Portion: 470 kcal

Karotten-Hirse-Auflauf

Zutaten für 4 Portionen

200 g Hirse
500 ml Milch
abgeriebene Schale von
1/2 unbehandelten Zitrone
2 EL brauner Zucker (Demerara)
1 Prise Kardamom
400 g Karotten, fein gerieben
2 TL Ingwer, fein gerieben
1 EL Zitronensaft
50 g Butter
4 Eier (getrennt)
150 g Sauerrahm
1 TL Butter für die Form

Hirse mit Milch, Zitronenschale, Zucker und Kardamom zum Kochen bringen. Zugedeckt 5 Minuten leicht köcheln, dann im vorgeheizten Ofen bei 100 °C 20 Minuten ausquellen lassen. In einer Schüssel mit Karotten, Ingwer und Zitronensaft vermischen. Butter mit dem Handrührgerät schaumig rühren. Eigelb dazugeben und zu einer glatten Creme rühren. Sauerrahm untermischen. Die Masse mit der Hirse gut verrühren. Eiweiß sehr steif schlagen und unter die Hirsemasse heben.

Eine Form mit Butter ausstreichen. Die Hirsemasse einfüllen und im vorgeheizten Ofen bei milder Hitze 45 Minuten backen. Dazu Vanillesoße (S. 128) oder Apfelmus (S. 124) reichen. Der Hirse-Karotten-Auflauf schmeckt auch kalt mit Schlagsahne.

Empfehlenswert bei: Appetitlosigkeit, Schluckstörungen, Kalium- und Magnesiumbedarf

Pro Portion: 490 kcal

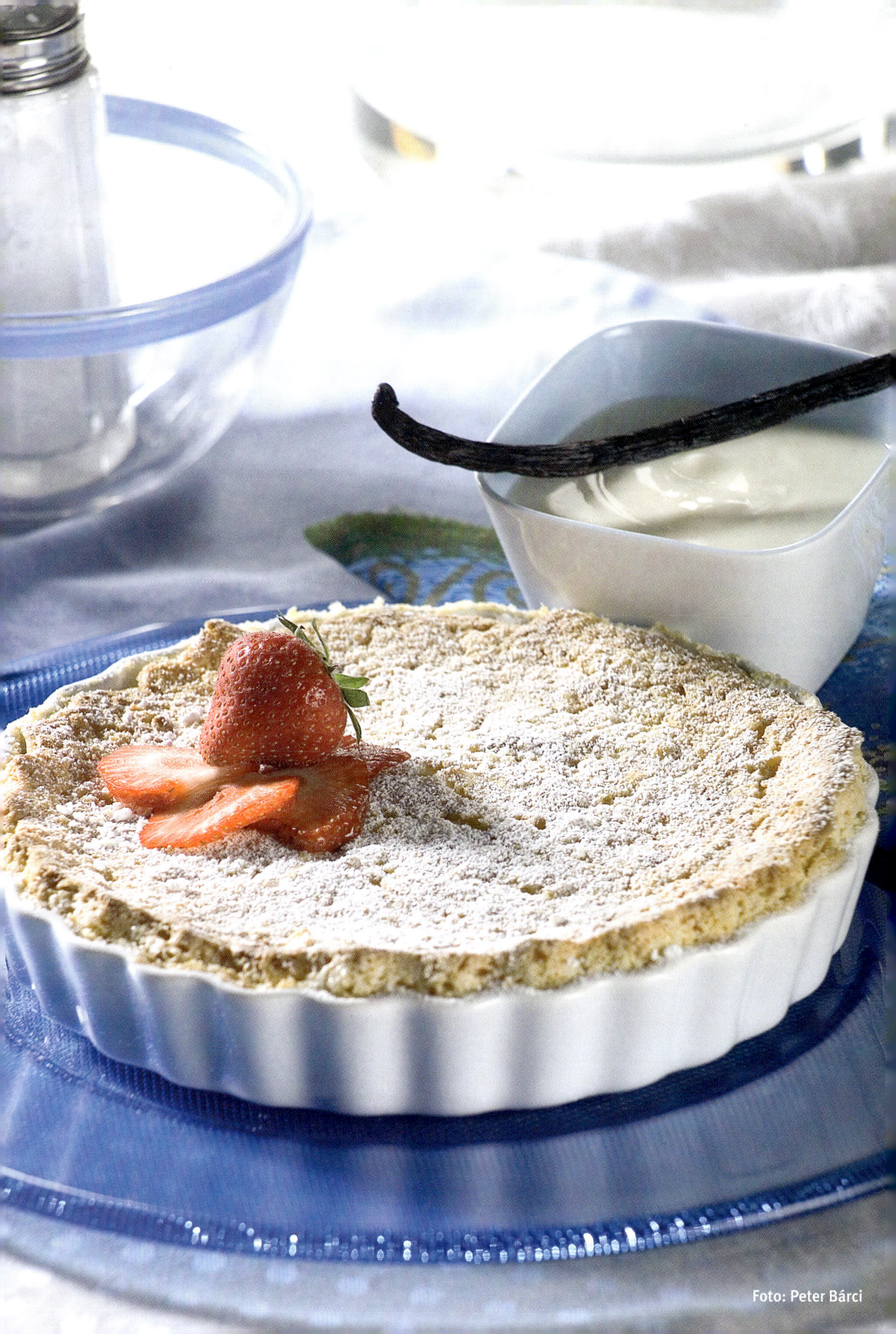

Foto: Peter Bárci

Warme Weizencreme

Zutaten für 1 Portion

Frisch gemahlener Weizen hat einen angenehmen kräftigen Geschmack.

50 g feiner Weizenschrot (Mahlgrad wie grober Vollkorngrieß)
100 ml Wasser
200 ml Milch
1/2-1 EL Honig
1/2 Banane, dünne Scheiben

In einem kleinen Topf mit schwerem Boden Weizenschrot mit Wasser unter Rühren zum Kochen bringen. Zugedeckt 5 Minuten auf kleiner Flamme köcheln, ab und zu umrühren. Mit Milch aufgießen und die Creme mit dem Schneebesen glatt rühren. Zugedeckt 10 Minuten auf kleiner Flamme köcheln, ab und zu umrühren. Wenn Sie eine flüssigere Creme bevorzugen, noch etwas Milch dazugeben. Weizencreme vom Herd nehmen, und den Honig unterrühren.

Die Creme mit Bananenscheiben garniert servieren.

Empfehlenswert bei: Appetitlosigkeit, Schluckstörungen, Mundschleimhaut- und Speiseröhrenentzündung, Verstopfung, Kalium- und Magnesiumbedarf

Pro Portion: 390 kcal

Milchreis

Zutaten für 2 – 3 Portionen

400 ml Wasser
150 g Naturreis (Rundkorn)
200 ml Milch
2 EL Honig
1/4 TL Zimt
abgeriebene Schale von
1/4 unbehandelten Zitrone
3 EL Rosinen

Wasser zum Kochen bringen. Reis einstreuen und zugedeckt 35 Minuten köcheln. Der Reis soll fast weich sein. Milch, Honig, Zimt, abgeriebene Zitronenschale und Rosinen unterrühren. Den Milchreis wieder zum Kochen bringen und zugedeckt ca. 20 Minuten köcheln, bis fast alle Milch verkocht ist.

Fruchtig wird der Milchreis, wenn man dazu Apfelmus (S. 124) oder Erdbeersoße (S. 126) reicht.

Empfehlenswert bei: Schluckbeschwerden, Appetitlosigkeit, Kalium- und Magnesiumbedarf, Verstopfung

Pro Portion: 440 bzw. 290 kcal

Topfenauflauf mit Kirschen

Zutaten für 4 Portionen

100 g Butter
abgeriebene Schale von
1 unbehandelten Zitrone
4 Eier (getrennt)
3 Päckchen Naturvanillezucker
1/4 TL Zimt
350 g Topfen (Quark), 20 % Fett
200 g Sauerrahm
70 g feines Weizenvollkornmehl
50 g brauner Zucker (Demerara)
1 TL Butter für die Form
500 g Kirschen (oder abgetropfte Kirschen aus dem Glas)

Butter und Zitronenschale mit dem Handrührgerät schaumig rühren. Eigelb, Vanillezucker und Zimt dazugeben, alles zu einer glatten Creme rühren.

Topfen und Sauerrahm unterrühren, Mehl untermischen. Eiweiß mit Zucker zu einem festen, cremigen Schnee rühren. Eischnee unter die Topfenmasse heben.

Eine große Auflaufform mit Butter ausstreichen. Die Hälfte der Topfenmasse hineingießen, glatt streichen. Die Kirschen darauf verteilen. Die restliche Topfenmasse darüber gießen. Den Auflauf im vorgeheizten Ofen bei mittlerer Hitze 40-45 Minuten backen.

Statt der Kirschen können auch Marillen verwendet werden. Die süße Mahlzeit schmeckt besonders saftig mit einer Vanillesoße (S. 128).

Empfehlenswert bei: Appetitlosigkeit, Schluckstörungen, Kalium- und Magnesiumbedarf

Pro Portion: 680 kcal

Topfenknödel

Zutaten für 2 – 3 Portionen

250 g Topfen (Quark)
70 g feiner Vollkorngrieß
1 Ei
1 EL brauner Zucker
20 g weiche Butter, kleine Stücke
Salz

Topfen mit Vollkorngrieß, Ei, Zucker und Butter mit dem Handrührgerät zu einem glatten Teig rühren. Den Teig 15 Minuten im Kühlschrank ruhen lassen. Aus dem Teig kleine Knödel mit 3 cm Durchmesser formen. Die Knödel in leicht kochendem Salzwasser ca. 10 Minuten ziehen lassen und mit dem Schaumlöffel aus dem Wasser heben.

Ausgezeichnet schmeckt zu den Knödeln Marillen- und Zwetschgenmus (S. 124) oder Erdbeersoße (S. 126). Wer eine ganz milde Süßspeise will, serviert die Topfenknödel mit Vanillesoße (S. 128).

Empfehlenswert bei: Schluckstörungen, Appetitlosigkeit, Magnesiumbedarf

Pro Portion: 380 bzw. 250 kcal

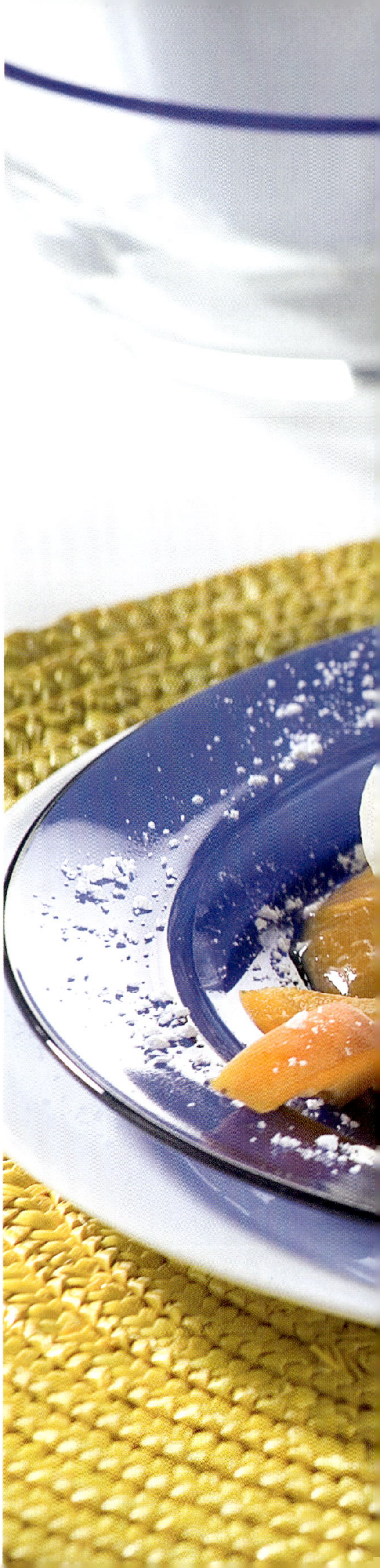

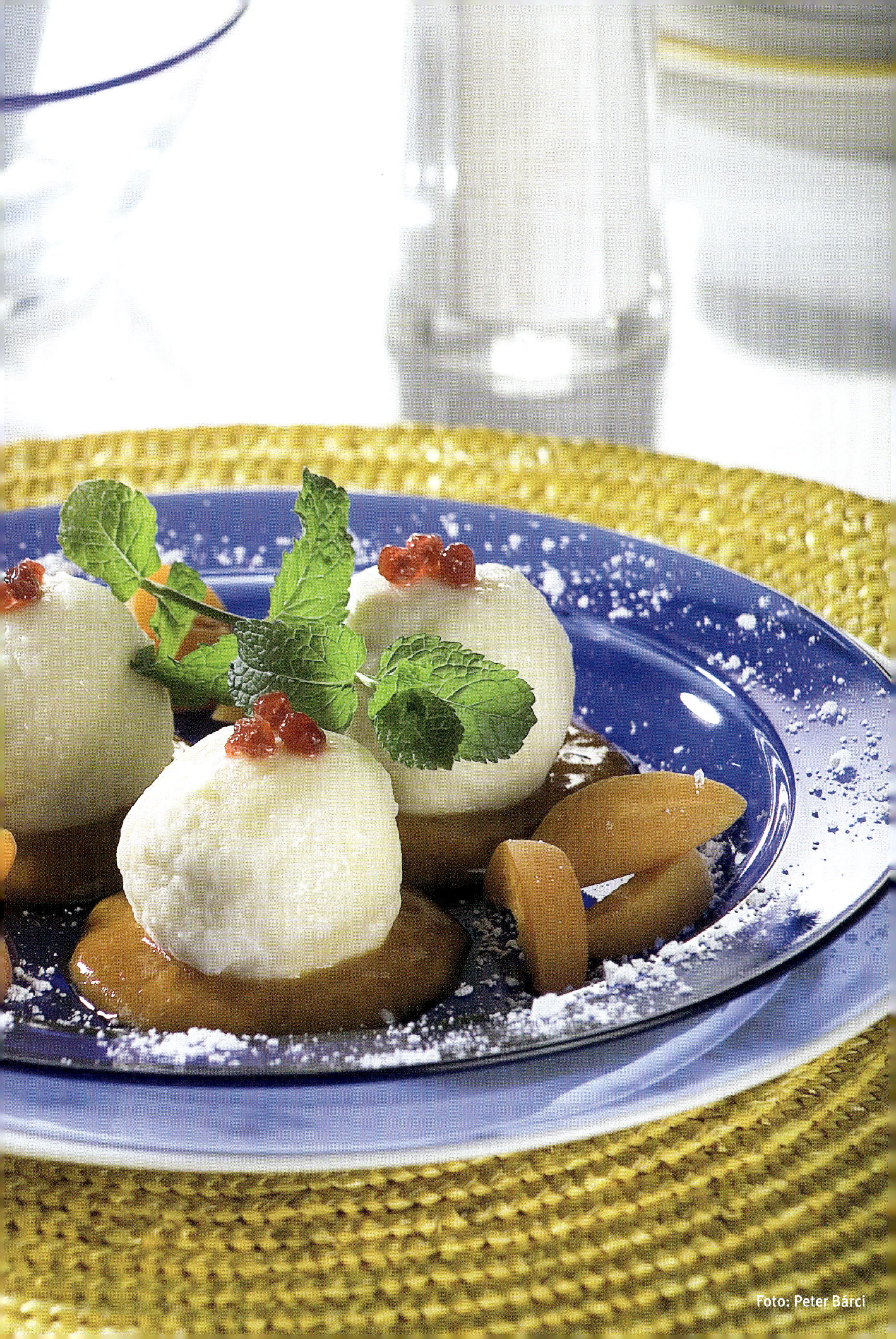

Foto: Peter Bárci

Grießauflauf

Zutaten für 4 Portionen

Als warmes süßes Hauptgericht oder als üppiges Dessert.

500 ml Milch
2 EL brauner Zucker (Demerara)
150 g Vollkorngrieß
50 g Butter
3 Eier (getrennt)
2 Päckchen Naturvanillezucker
abgeriebene Schale von
1/2 unbehandelten Zitrone
3 EL Sauerrahm
1 TL Butter für die Form

Milch mit Zucker zum Kochen bringen. Grieß einstreuen und unter Rühren einen dicken Brei kochen. In einer Schüssel die Butter mit dem Handrührgerät schaumig rühren. Eigelb, Vanillezucker und abgeriebene Zitronenschale dazugeben und alles zu einer glatten Creme verrühren. Grießbrei und Sauerrahm hinzufügen und gut verrühren. Die Masse darf keine Klümpchen enthalten. Eiweiß sehr steif schlagen, vorsichtig unter die Grießmasse heben.

Eine flache Auflaufform mit Butter ausstreichen. Die Grießmasse einfüllen. Den Auflauf im vorgeheizten Ofen bei mittlerer Hitze 30-35 Minuten backen.

Zum Auflauf Vanillesoße (S. 128), Zwetschgen-Apfel-Mus (S. 124) oder eine Marillensoße (S. 124) reichen.

Empfehlenswert bei: Appetitlosigkeit, Schluckstörungen, Magnesiumbedarf

Pro Portion: 440 kcal

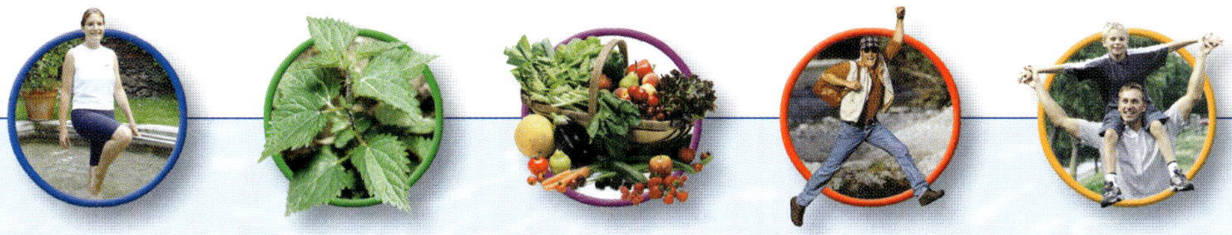

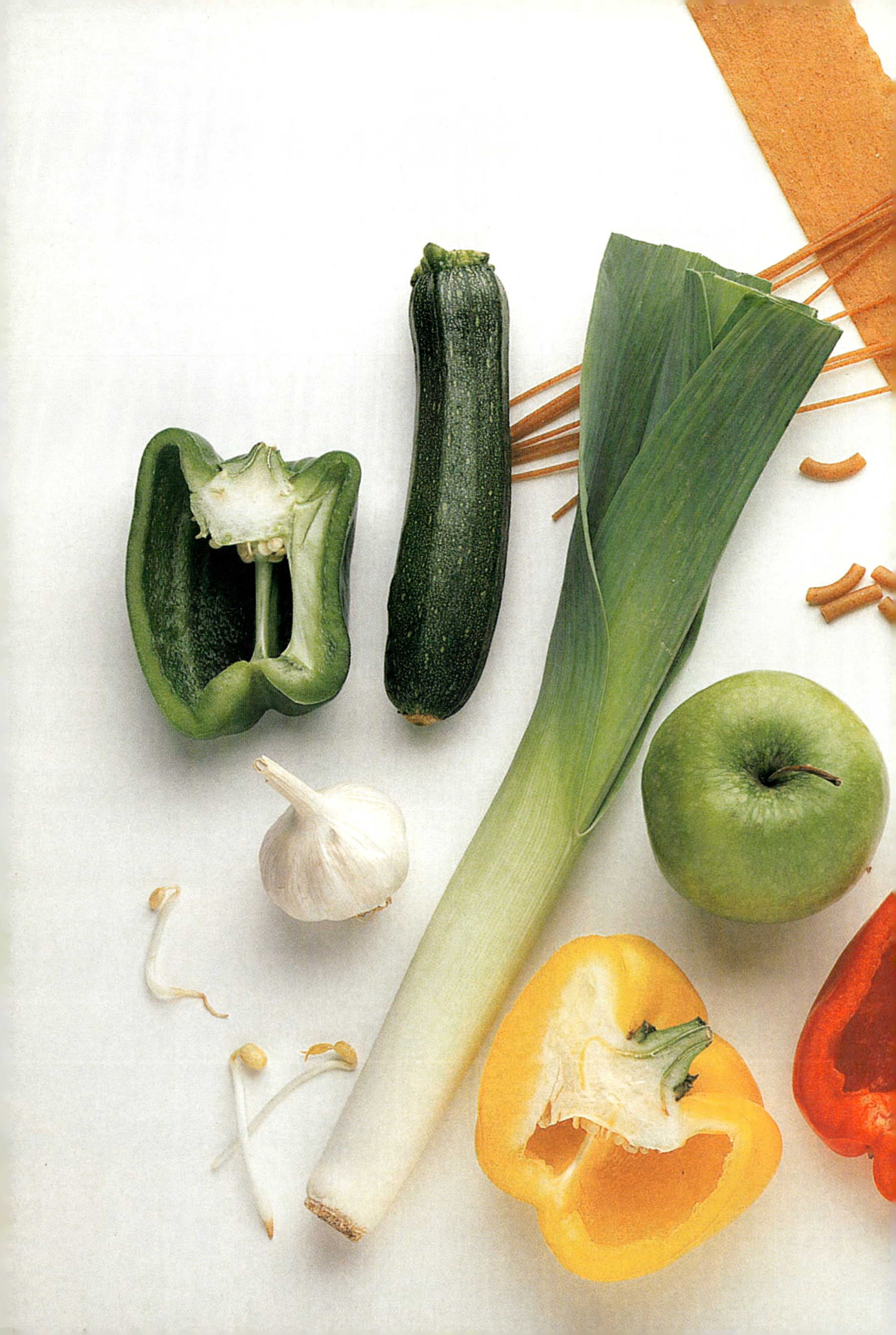